全国优秀中医临床人才研修心得系列丛书

读经典 勤临床 跟名师

陈云凤临证心悟

主　编　陈云凤

副主编　刘　耀　蒋红梅　王　巍

编　委　卿雯琪　秦悦思　董　欢

　　　　魏文洋　吕佩瑶　何怡洁

　　　　邓　丽　黄　超　王瑞立

　　　　扈清扬

U0346551

全国百佳图书出版单位
中国中医药出版社
·北京·

图书在版编目（CIP）数据

陈云凤临证心悟 / 陈云凤主编 . —北京：中国中医药出版社，2022.10
（全国优秀中医临床人才研修心得系列丛书）
ISBN 978-7-5132-7723-5

Ⅰ. ①陈…　Ⅱ. ①陈…　Ⅲ. ①中医临床—经验—中国—现代
Ⅳ. ① R249.7

中国版本图书馆 CIP 数据核字（2022）第 133547 号

融合出版数字化资源服务说明

本书为融合出版物，其数字化资源在全国中医药行业教育云平台"医开讲"发布。

资源访问说明

扫描右方二维码下载"医开讲 APP"或到"医开讲网站"（网址：www.
e-lesson.cn）注册登录，输入封底"序列号"进行账号绑定后即可访问
相关数字化资源（注意：序列号只可绑定一个账号，为避免不必要的损
失，请您刮开序列号立即进行账号绑定激活）。

中国中医药出版社出版
北京经济技术开发区科创十三街 31 号院二区 8 号楼
邮政编码　100176
传真　010-64405721
三河市同力彩印有限公司印刷
各地新华书店经销

开本 880×1230　1/32　印张 5.75　字数 130 千字
2022 年 10 月第 1 版　2022 年 10 月第 1 次印刷
书号　ISBN 978-7-5132-7723-5

定价　48.00 元
网址　www.cptcm.com

服 务 热 线　010-64405510　微信服务号　zgzyycbs
购 书 热 线　010-89535836　微商城网址　https://kdt.im/LIdUGr
维 权 打 假　010-64405753　天猫旗舰店网址　https://zgzyycbs.tmall.com

如有印装质量问题请与本社出版部联系（010-64405510）

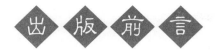

出版前言

　　国家中医药管理局"全国优秀中医临床人才研修项目"（简称"国家优才"项目）是我国最高层次的中医人才培养项目，该项目以"读经典、勤临床、跟名师"为模式，以"基础层级高、研修要求高、验收标准高"为特点，旨在培养继承创新的中医临床领军人才，深得业界领导和专家好评。研修项目的人才培养创新模式符合中医药学术发展和传承的特点，在研修项目的引领下，全国掀起了"读经典、勤临床、跟名师"的学术风气。目前，研修项目已开展三批，近千名来自临床一线的主任医师（教授）入选"全国优秀中医临床人才"。他们通过 3 年的经典学习、临床实践和参师襄诊，定将成为社会和群众认可的新一代名中医。

　　纵观中医药学术发展史，则知中医药学正是通过历代名医的不断继承和创新而不断发展的。两千余年来，历朝历代政府或个人采用书写、刻印、铅印等形式尽可能地保存了先贤的临证思辨精华，并将其汇集为中医药文献，为当代及后世中医药研究与开发留下了巨大的财富和发展的空间。我们作为中医药出版人，有义务和责任记录"优秀中医临床人才"的研修心得和感悟，因此推出这套《全国优秀中医临床人才研修心得系列丛书》，以期为中医药同道参悟经典著作和提高临证水平提供帮助和参考。

中国中医药出版社

2014 年 5 月

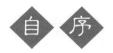

　　1968 年，我出生在四川省达州市开江县一个医学世家，受家庭熏陶，自幼就喜欢中医，立志要学中医。1985 年，我如愿进入成都中医学院（现成都中医药大学）中医学专业学习。后来，分别在彭介寿教授和杨明均教授的指导下，攻读了中医内科学硕士和博士学位，中医临床功底、科研及中药新药研发能力得到很大提升。此后，我在中国中医研究院（现中国中医科学院）进行博士后研究工作，当时正值"非典"时期，不少"非典"患者出现了肺纤维化。我在导师李连达院士的支持下，针对世界疑难疾病特发性肺间质纤维化的治疗进行了中医药研究。2014 年，我参加"第三批全国优秀中医临床人才研修项目"，先后师从国医大师熊继柏、孙光荣，全国名中医陈学忠、艾儒棣，以及广东省中医院林琳主任等，在他们的引领下，中医临证能力、科研水平及教学水平不断提升。

　　我从医 30 余年，善于运用中西医结合治疗呼吸系统常见病、多发病及危重症，对肺间质纤维化、肺癌等呼吸系统疑难病有较深入的研究。2008 年，我曾赴蒙彼利埃大学医学院进行中医讲学，并采用中医药给当地患者诊治，疗效确切，受到当地民众的欢迎。我所在的科室是国家中医药管理局重点专科和国家区域中医（肺病）诊疗中心，作为肺病科负责人，带领科室不断加强间质性肺病、肺癌（含肺结节）诊疗等亚专业建设。

　　作为成都中医药大学硕士研究生导师、四川省和成都市老中医药专家学术经验继承工作指导老师，我开展中医师承传承工作多年，培养数十名硕士研究生及师承弟子。2020 年，经四川省中医药管理局和成都市中医管理局批准，"陈云凤四川省名中医工作室"及"陈云凤天府名中医工作室"建立，旨在培养更多的中医临床人才。

我积极参加新型冠状病毒肺炎疫情防控工作，率先采用中西医结合治疗四川省首例确诊的新型冠状病毒肺炎患者。作为四川省中医药管理局新型冠状病毒肺炎专家组成员，参加制定了《四川省新型冠状病毒肺炎中医药防控技术指南》。在医院领导的部署下，我作为医院新型冠状病毒肺炎中医专家组组长，通过"5G+中医药"远程会诊武汉方舱医院的患者，带领医院中医专家制定了中医治疗方案，患者症状很快缓解，8天后，两次新型冠状病毒核酸检测转阴，达到出院标准，解决了核酸迟迟不能转阴的问题，被国家中医药管理局评为"2018-2020年全国改善医疗服务先进典型"。

本书内容是我30余年的临床经验、研读中医经典的心得及跟名师的侍诊体悟，不足之处，请各位同道不吝指正，以便再版时修订完整。

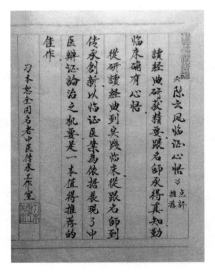

在本书的出版过程中，承蒙全国名中医陈学忠教授和刁本恕教授的指导，以及林琳教授、何成诗教授、李素云教授、张炜教授的支持，在本书即将付梓之际，又蒙刁本恕全国名老中医传承工作室寄语鼓励，深表谢忱！

陈云凤

2022 年 6 月 9 日

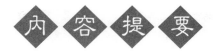

　　本书主要记述陈云凤教授 30 余年的临证经验、研读中医经典的心得及跟名师的侍诊体悟。全书共分 3 篇，上篇读经典，收录了陈云凤教授研读《黄帝内经》《伤寒论》《金匮要略》《温病条辨》等中医经典及各家经典名著的临床感悟，以及研究医方的临床应用和心得体会。中篇勤临床，以医案分析的形式记录了陈云凤教授临证过程中的心得体会和经验分享。下篇跟名师，主要记载了陈云凤教授在跟师期间收集的典型医案和跟师的心得体会，主要包括国医大师熊继柏和全国名中医艾儒棣、陈学忠宝贵的临床诊疗经验及学术思想。

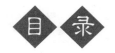

上篇　读经典

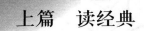

上篇　读经典

本篇收录了陈云凤教授研读《黄帝内经》《伤寒论》《金匮要略》《温病条辨》等中医经典及各家经典名著的临床感悟，以及研究医方的临床应用和心得体会。

一、《黄帝内经》整体观念心悟

《黄帝内经》的主要内容包括整体观念、阴阳五行、藏象经络、病因病机、诊法治则、预防养生和运气学说等。"整体观念"是其有别于西医学的一个突出特点，也是中医学生命力经久不衰的原因之一。目前，医学模式已由生物医学模式向生物－心理－社会医学模式转变，医学研究的对象不仅有疾病还包括患者。因此，中医学的整体观念就显得尤为重要。

《素问》关于"阴阳五行"的论述就是整体观念的体现之一，例如，"阴阳者，天地之道也，万物之纲纪，变化之父母，生杀之本始，神明之府也。治病必求于本。故积阳为天，积阴为地。阴静阳躁，阳生阴长，阳杀阴藏。阳化气，阴成形。寒极生热，热极生寒。寒气生浊，热气生清。清气在下，则生飧泄；浊气在上，则生䐜胀。此阴阳反作，病之逆从也"和"东方生风，风生木，木生酸，酸生肝，肝生筋，筋生心，肝主目。其在天为玄，在人为道，在地为化。化生五味，道生智，玄生神，神在天为风，在地为木，在体为筋，在脏为肝，在色为苍，在音为角，在声为呼，在变动为握，在窍为目，在味为酸，在志为怒。怒伤肝，悲胜怒；风伤筋，燥胜风；酸伤筋，辛胜酸……"都强调人体与自然界是一个整体，同时人体各个部分都是彼此联系的，体现了"天人合一"的整体观念。在整体观念的指导下，《黄帝内经》构建了一个天、地、人三才合一的整体医学模式，如《素问》载"其在天为玄，在人为道，在地为化。化生五味，道生智，玄生神"，以三才为经、五行为纬，论述天、地、人诸事物的类属及其相互关系。整体思维体现在《黄帝内经》藏象学说、病机学说、诊法学说、治疗学说、养生学说等各方面。

《黄帝内经》将人体本身看成一个有机联系的整体，认为在人的生命活动中，人的生理、心理、躯体三者是有机联系的，即生命能力与躯体形骸之间、精神心理与躯体生理之间有着密切关系，提出了"形与神俱"的整体观念。在形体结构上，中医学认为人以五脏为中心，通过经络系统把六腑、五体、五官、九窍、四肢百骸等全身组织器官组合成一个有机的整体，并通过精、气、血、津液的作用，完成机体统一的机能活动。在生理功能上，中医学认为人体的各个脏腑器官都是互相协调活动的。在病理变化上，局部病变可反映患者的整体病理状态，即"有诸内，必形诸外"。在疾病诊断上，通过观察分析五官、形体、色脉等外在的病理表现，揣测内在脏腑的病变情况，从而对患者病情做出正确的判断，并进行治疗。《黄帝内经》中有关脉诊、目诊、面诊等全息诊法的记载，正是整体观念的体现。

《黄帝内经》不仅认为人体本身是一个有机整体，而且认为人与天也是一个有机整体。《灵枢经》认为，"人与天地相参也，与日月相应也"，《灵枢经·岁露论》强调人与外界环境的密切联系，从人与自然环境、社会环境的整体联系中考察人体生理、心理、病理过程，研究人体开放系统与周围环境交换物质、信息、能量及随宇宙节律进行新陈代谢活动的规律，并提出相应的治疗养生方法。《灵枢经》载"以一日分为四时，朝则为春，日中为夏，日入为秋，夜半为冬",《素问》载"故阳气者,一日而主外,平旦人气生,日中而阳气隆,日西而阳气已虚,气门乃闭",说明人体机能活动的产生与昼夜节律的变化相似,可以更好地适应环境的改变。社会环境会影响人的机能活动,关乎人体的健康与疾病。《素问》载"故贵脱势,虽不中邪,精神内伤,身必败亡。始富后贫,虽不伤邪,皮焦筋屈,痿躄为挛",强调人因社会经济、政治地位不同而在体质方面存在一定的差异,因此,在疾病治疗时要因人而异。

在疾病治疗上,既要注意脏、腑、形、窍之间的联系,也要注意五脏系统之间的联系,还要注意人与自然环境、社会环境等诸多因素的关系。例如,肺胀病的治疗,虽病位在肺,但与肺、脾、肾三脏关系密切,因此,在临床治疗中,除补肺、宣肺、肃肺之外,常常需要兼顾脾、肾及心。肺肾为"金水相生"的关系,肺脾为"培土生金"的关系,故补肺气、纳肾气、补脾气亦常有应用。整体观念在养生保健上也有体现,例如,在养生动静关系上,强调要动静结合,把握动态平衡。

二、《黄帝内经》与心身医学的联系

心身医学是医学与心理学的交叉学科,是专门研究心理、社会因素与人体健康和疾病相互关系的学科。心身医学是医学发展的方向,是生物医学模式向生物－心理－社会医学模式转化的趋向。《黄帝内经》是我国医学文库中现存较早的一部典籍,它的内容涉及较系统的心形(心身)关系、心形(心身)疾病,而且自成一体。下面就《黄帝内经》与心身医学的关系做一些讨论。

1. 心身合一论

《素问》载"故能形与神俱，而尽终其天年"，这里的形是指躯体、脏腑，这里的神主要指心理活动。《灵枢经》载"五脏安定，血脉和利，精神乃居，故神者，水谷之精气也"，指出了生命活动和精神（心理）活动有共同的物质基础。

2. 心主神明论

在形神合一的理论基础上，为了进一步阐明心身关系，《黄帝内经》又提出了心主神明论。《素问》载"心者，君主之官也，神明出焉。肺者，相傅之官，治节出焉。肝者，将军之官，谋虑出焉。胆者，中正之官，决断出焉。膻中者，臣使之官，喜乐出焉。脾胃者，仓廪之官，五味出焉。大肠者，传道之官，变化出焉。小肠者，受盛之官，化物出焉。肾者，作强之官，伎巧出焉。三焦者，决渎之官，水道出焉。膀胱者，州都之官，津液藏焉，气化则能出矣。凡此十二官者，不得相失也"。古人之所以特别强调心主神明论，就是因为生理活动与心理活动都是在心神的统帅下协调地进行的，并各司其职，以维持人体的正常生理功能。也就是说，心对精神（心理）活动有主宰作用。

3. 藏象五志论

《黄帝内经》认为情志活动与五脏一一对应。五脏所属的情志活动一旦过激，就会引起相应脏腑的病变，如"怒伤肝""喜伤心""思伤脾""忧伤肺""恐伤肾"等。现代心身医学研究表明，一些心血管疾病（如冠心病、高血压等）是人们长期处于快节奏和应激频繁的状态之中，心理压力过大，情绪适应不良导致的，这与《黄帝内经》中情志与五脏关系的论述相通。另外，情志刺激的强度不同，致病的结果也不同，《素问》指出"暴怒伤阴，暴喜伤阳"，过强的情志刺激可以致疾病急起，甚至死亡。渐进性的精神刺激所致的疾病多起病缓慢、病程长、治疗难。《黄帝内经》对情志致病的机理有所认识，指出情志除直接损伤脏腑外，还可通过气机引起其他身心病变，如《素问》载"百病生于气也。怒则气上，喜则气缓，悲则气消，恐则气下，寒则气收，炅则气泄，惊则气乱，劳则气耗，思则气结"。虽然《黄帝内经》对情志致病机理的认识与现代心身医学的观点有些出入，但不能苛求。

4. 注重心理因素及心理治疗

《素问》载"诊病不问其始，忧患饮食之失节，起居之过度，或伤于毒，不先言此，卒持寸口，何病能中"，诊治疾病时，应尽量做到对病因、病史及相关情况细致了解、掌握，才能有助于准确诊治疾病。《黄帝内经》十分重视心理因素对疾病的影响，在四诊时，通过询问患者心理状态，观察患者的精神、气色等来帮助诊治疾病。《黄帝内经》重视语言疏导，《灵枢经》载"人之情，莫不恶死而乐生，告之以其败，语之以其善，导之以其所便，开之以其所苦，虽有无道之人，恶有不听者乎"，从人"恶死而乐生"的本能出发，告诉患者不遵医嘱的危险，讲明遵从医嘱的好处，引导患者创造治愈疾病所需要的条件。着重通过医生的说服教育转变患者对医治疾病的态度和认识，取得患者的配合，以提高疗效。这也是现代心理治疗应遵守的原则。《黄帝内经》指出"怒伤肝，悲胜怒……喜伤心，恐胜喜……思伤脾，怒胜思……忧伤肺，喜胜忧……恐伤肾，思胜恐"，说明用一种情志去纠正相应的情志，可以调节情志过激引起的病变。《灵枢经》载"先巫者，因知百病之胜，先知其病之所从生者，可祝而已也"，疾病是可以用精神疗法控制的，事先了解疾病的病因，可适当选用"祝由"的方法来治疗疾病。当然,《黄帝内经》在针灸疗法中也有相应的记载,"神有余,则泻其小络之血出血,勿之深斥,无中其大经,神气乃平",神有余就刺其小络使之出血,不要深刺,以免伤大经,这样神气才能平和。可见,针灸具有平复患者心理状态的作用,现代临床实践亦证明,针灸也是治疗心理疾病的常用方法。

随着医学模式的转变,心身疾病将成为 21 世纪疾病谱中的主流疾病。《黄帝内经》中的心身医学思想和理论,不仅反映了中医学的伟大成就,同时也奠定了中医心身医学的发展基础。因此,可以说《黄帝内经》中的许多理论和治疗方法对现代心身疾病的防治起着重要的积极作用。

三、《黄帝内经》学术思想在慢性阻塞性肺疾病防治中的运用

慢性阻塞性肺疾病是一种以持续存在的气流受限为特征的肺部疾病,气流受限不完全可逆,呈进行性发展,与肺部对香烟、烟雾等有害气体或有害颗粒的异常炎症反应有关。通过积极的预防与有效的治疗,可延缓、减轻,甚至阻止病情的发展。现大多将其归属于中医学"肺胀"的范畴。慢性阻塞性肺疾病由于其患病人数多,死亡率高,社会经济负担重,已成为一个重要的公共卫生问题,如何提高其治疗水平已成为目前医学研究的焦点之一。

(一)"治未病"思想在慢性阻塞性肺疾病防治中的运用

《黄帝内经》中的养生,除四季养生方法外,还涉及气功保健和房中术等,同时其所倡导的"治未病"蕴含着预防医学的思想,

"不治已病治未病"是中医养生的真正目标。协调平衡是"治未病"的核心思想。当一个人身体达到平衡点的时候，是最健康的。

1. "治未病"与慢性阻塞性肺疾病的防治

运用中医学"治未病"及养生保健的理论防治慢性阻塞性肺疾病可分为以下三级：一是预防慢性阻塞性肺疾病的发生，针对健康、亚健康和高危人群，即"治其未生，治其未成，治其未发"，属未病先防。二是合理控制已确诊的慢性阻塞性肺疾病，预防并发症的发生，即"治其未传，治其未变"，属既病防变。三是减少慢性阻塞性肺疾病并发症的致残率和病死率，改善患者的生活质量，即"瘥后防复，治其未衰，治其未竭"。其中，二级预防是临床最为重要的阶段。既往许多研究证实，通过有效的手段，严格控制病情，并发症在早期是可能终止或逆转的，同时也可以降低慢性阻塞性肺疾病患者的病死率和致残率。因此，养生防治至关重要。

《素问》载"是故圣人不治已病治未病，不治已乱治未乱，此之谓也。夫病已成而后药之，乱已成而后治之，譬犹渴而穿井，斗而铸锥，不亦晚乎"，指出了预防疾病的重要意义。《素问》载"恬惔虚无，真气从之，精神内守，病安从来"，思想清静，内无杂念，则精、气、神能够守持于内而不散失，抗病能力得到加强，因而健康无病，神气清静。《素问》载"以恬愉为务，以自得为功，形体不敝，精神不散，亦可以百数"，说明安静乐观能够促使形体健康，精神内守，享尽天年。《素问》载"虚邪贼风，避之有时"；"食饮有节，起居有常，不妄作劳"，说明预防慢性阻塞性肺疾病的发生，需注意避邪，调整机体、心理，如停止吸烟、减少外感、适当锻炼、保持身心健康等。

《素问》载"故善治者治皮毛，其次治肌肤，其次治筋脉，其次治六腑，其次治五脏。治五脏者，半死半生也"；"见肝之病，知肝传脾，当先实脾"。在生理状态下，五脏六腑在功能上相互资生、相互制约，以维持人体的正常生命活动；在病理状态下，五脏六腑相互影响、相互传变。就是说，当某一部位病变时，就会祸及其他脏腑。所以，在治疗本脏腑病变的同时应注意调治其他脏腑，以防止疾病的传变。

2.慢性阻塞性肺疾病防治的具体措施

慢性阻塞性肺疾病防治的具体措施可从饮食起居、调摄情志、外避邪气和锻炼身体等方面进行。

（1）饮食有节，起居有常 《素问》载"法于阴阳，和于术数，食饮有节，起居有常，不妄作劳，故能形与神俱，而尽终其天年，度百岁乃去"。

（2）调养神志，固护正气 《黄帝内经》以调摄精神情志为养生的第一要义，强调"恬惔虚无，真气从之，精神内守，病安从来"。

（3）外避邪气，适应自然 《素问》载"法于阴阳，和于术数"；"虚邪贼风，避之有时"，说明要注意避免四时不正之气的侵袭。《素问》载"春夏养阳，秋冬养阴"；"暮而收拒，无扰筋骨，无见雾露"等，均提倡应培养真气，增加对外界变化的适应能力。

（4）适量运动，增强体质 《素问》中春养生、夏养长、秋养收、冬养藏的养生之道；"呼吸精气，独立守神"；"正气存内，邪不可干"等，都说明增强体质是提高正气抗邪能力的关键，参加一定的体力劳动和体育锻炼对疾病的控制和减少复发有重要作用。

治未病的目的在于防微杜渐、防患于未然，慢性阻塞性肺疾病需尽早发现、尽早治疗，防止恶化。通过《黄帝内经》养生思想的指导，达到治未病的目的，使机体经常处于"阴平阳秘，精神乃治"的健康状态。

（二）藏象学说在改善慢性阻塞性肺疾病肺功能中的运用

现代研究发现，慢性阻塞性肺疾病患者在稳定期肺功能仍持续下降，目前没有药物能够阻止肺功能的下降。75%的患者在慢性阻塞性肺疾病急性加重期治疗后35天才能恢复到急性加重前的状态。中医药对慢性阻塞性肺疾病稳定期的治疗有其独特的优势，在肺康复方面也显示出较大的治疗潜力。陈教授通过学习《黄帝内经》的藏象学说，对肺功能的认识和改善慢性阻塞性肺疾病患者的肺功能有一定的体会。

《素问》载"在脏为肺……在窍为鼻"，肺开窍于鼻，司呼吸，鼻是呼吸出入的门户。《灵枢经》亦载"肺气通于鼻，肺和则鼻能知臭香矣"，如果风寒袭肺，则鼻塞流涕而不能辨香臭，临床上慢性阻塞性肺疾病患者出现呼吸困难时常见鼻翼翕动。由此可知，肺与鼻无论在机体结构上，还是在功能上都是息息相关的。"肺者，气之本""诸气者皆属于肺"都说明了人体内各种气的形成，都和肺脏功能息息相关。《灵枢经》载"其大气之抟而不行者，积于胸中，命曰气海，出于肺，循喉咽，故呼则出，吸则入"，《类经》载"人之呼吸，通天地之精气"，可见，按中医学理论体系，古今各医家一致认为肺为气之主。

中医学认为，肺主呼气，肾主纳气，若肾气充足，则可使吸入之气，经肺的肃降下达于肾，纳入丹田；反之，若肾气不足，摄纳无权，或肺气不足，气不归肾，就会发生喘促而呼吸困难。由此可知，呼吸必须在肺肾两脏的协同配合下方可正常完成。肺肾两脏关系极为密切，生理上是"金水相生"的关系，在其共营的呼吸作用方面尤其如此。病理上是"金不生水"的关系，异常情况下两者均可导致肺肾两虚，治疗上当补肾纳气。肺与脾的关系也非常密切，在藏象学说中认为，生理上是"培土生金"的关系，病理上是"土不生金"的关系，故肺脾两虚的患者，治疗上当"补土生金"。西医学认为，慢性阻塞性肺疾病是阻塞性通气功能受损，肺功能逐渐下降，与中医学关于"气"的认识是一致的，要保护患者受损的肺功能，稳定期的治疗尤为重要。稳定期其邪气已去，法疗当以补肺脾肾为主，补肺脾之气，纳肾气，尽量延缓患者逐年下降的肺功能。

四、《黄帝内经》咳论心悟

咳嗽是以发出咳声或伴有咳痰为主症的一种肺系病证。它既是肺系疾病中的一个症状，又是一种独立的疾患。有声无痰为咳，有痰无声为嗽，临床上多表现为痰声并见，难以截然分开，故以咳嗽并称。咳嗽始见于《黄帝内经》，且以《素问·咳论》论述较详细，对后世影响较深。

《素问·咳论》开篇黄帝问曰："肺之令人咳，何也？"指出肺系疾病会引起咳嗽，接着岐伯对曰："五脏六腑皆令人咳，非独肺也。"因此，可知咳嗽不仅仅限于肺脏，五脏六腑皆可引起咳嗽。为什么肺系疾病会引起咳嗽？从肺脏的五行属性方面来说，肺金生于西方，西方生燥，肺气通于燥气，燥气继而化为燥淫，侵犯肺脏，则肺失宣肃，肺气上逆而致咳嗽。从肺脏的经络循行方面来说，络属于肺系的喉为肺之门户，肺气通过喉与外界相连，肺气升降出入失常，喉首先受其影响，肺气肃降不及，则上逆冲喉而发生咳嗽。

《素问·咳论》载"皮毛者，肺之合也，皮毛先受邪气，邪气以从其合也。其寒饮食入胃，从肺脉上至于肺则肺寒，肺寒则外内合邪因而客之，则为肺咳"，肺开窍于鼻，外合皮毛，通过皮毛、鼻与自然界相联系，易被外邪侵袭，导致肺失宣降，继而发生咳嗽。《素问·咳论》亦载"心咳之状，咳则心痛，喉中介介如梗状，甚则咽肿喉痹。肝咳之状，咳则两胁下痛，甚则不可以转，转则两胠下满。脾咳之状，咳则右胁下痛，阴阴引肩背，甚则不可以动，动则咳剧。肾咳之状，咳则腰背相引而痛，甚则咳涎"。咳嗽的发生与五脏均有不可分割的联系，其直接病机为肺失宣肃，肺气上逆。若心阴不足，心火上炎，熏蒸于肺，可致肺失宣肃而发咳嗽；肝主疏泄，具有调畅全身气机的作用，若肝失疏泄，肝郁气滞化火，肝火上炎，木火刑金，可致肺失宣肃，肺气上逆，而发咳嗽。《素问·示从容论》亦载"咳嗽烦冤者，是肾气之逆也"。肾为水火之脏，若内伤肾阴，则阴虚无以涵阳，可致虚阳浮越，上扰于肺，肺失宣肃，而发咳嗽。咳嗽不仅与五脏有关，咳嗽日久，可从五脏咳转为六腑咳，正如《素问·咳论》所载"五脏之久咳，乃移于六腑。脾咳不已，则胃受之，胃咳之状，咳而呕，呕甚则长虫出。肝咳不已，则胆受之，胆咳之状，咳呕胆汁。肺咳不已，则大肠受之，大肠咳状，咳而遗矢。心咳不已，则小肠受之，小肠咳状，咳而失气，气与咳俱失。肾咳不已，则膀胱受之，膀胱咳状，咳而遗溺。久咳不已，则三焦受之，三焦咳状，咳而腹满，不欲食饮"。肺咳久不愈，则传于大肠；久咳内伤肠胃，大肠气虚，气机受阻，进而影响与之相表里的肺脏，肺脏气机失调，肺气上逆，加剧咳嗽的临床表现。久咳不愈，肺、脾、肾三脏气虚，肺虚则无以行使其主气、主宣降的功能，肾虚则无以行使其主水、主纳气的功能，脾虚则无以行使其主运化的功能。三焦气虚，则气化失常，水液代谢障碍，痰湿内生，上凌于肺，肺气上逆而加重咳嗽。

《素问·咳论》载"此皆聚于胃，关于肺，使人多涕唾而面浮肿气逆也"，此句特别强调了咳嗽与肺胃的紧密关系。从经络学说来看，"肺手太阴之脉，起于中焦，下络大肠，还循胃口，上膈属肺"，说明肺与中焦脾胃通过经脉相互联络，"其寒饮食入胃，从肺脉上至于肺则肺寒，肺寒则外内合邪因而客之，则为肺咳"，说明寒邪可以通过经脉从胃传导至肺，从而引起咳嗽。《素问·经脉别论》载"饮入于胃，游溢精气，上输于脾；脾气散精，上归于肺；通调水道，下输膀胱。水精四布，五经并行"，水饮入胃，其水中之精由脾气转输至肺，经肺的宣发、肃降作用，将水液输布全身。若脾失输布，水精不运则可为痰为饮，痰饮上逆于肺，亦可发为咳嗽。由此，临床上提出"肺为贮痰之器，脾为生痰之源"之说，并据此治疗咳嗽，获得良好疗效。

通过对《素问·咳论》的分析讨论，我们对咳嗽有了更深的认识。咳嗽不仅与肺密切相关，同时也与其他脏腑紧密相连。因此，我们对于咳嗽的论治，需要有整体观念，唯有辨证准确，治疗才能立竿见影，药到病除。

五、《伤寒论》寒温并用法临证心悟

寒温并用，是将寒性药物与温性药物共同组合成方的一种治疗方法。寒温并用法源于《黄帝内经》，制方于《伤寒论》，是张仲景遣方用药的独特风格，贯穿于六经辨证的始终。现将《伤寒论》中有关寒温并用的治法归纳如下。

1. 寒温并用之辛开苦降法

辛开苦降法多用于痞证，主症为"心下痞，按之濡"和"但满而不痛"。《伤寒论》载"伤寒五六日，呕而发热，以他药下之，柴胡证仍在，可与柴胡汤，蒸蒸而振，却发热汗出解。心满痛者，为结胸。但满而不痛，为痞，宜半夏泻心汤……心下痞，而复恶寒汗出者，附子泻心汤主之……伤寒汗解后，胃中不和，心下痞，生姜泻心汤主之……伤寒中风，反下之，心下痞，医复下之，痞益甚，甘草泻心汤主之"。太阳病变证中寒热错杂之痞证，乃因胃气较虚，反误下、误汗等，更伤脾胃，故在本属虚属寒，在标属热属实。张仲景兼顾寒热虚实选择寒温并治，进而又根据正虚与邪实的盛衰立附子泻心汤、半夏泻心汤、生姜泻心汤、甘草泻心汤四方分而治之。四方之中，均以黄芩、黄连清除胃中邪热，黄连用量均为一两，黄芩在半夏泻心汤、生姜泻心汤和甘草泻心汤中均用三两。就邪实而言，附子泻心汤证为胃肠积热已有将结之势，余三泻心汤证为无形之邪热，正如《王旭高医书六种》所载"半夏泻心汤治寒热交结之痞，故苦辛平等；生姜泻心汤治水与热结之痞，故重用生姜以散水气；甘草泻心汤治胃虚痞结之痞，故加重甘草以补中气而痞自除"，方内半夏、干姜等药旨在辛开散结以和阴，黄芩、黄连等药旨在苦降泄热以和阳，辛开苦降、寒温并用、阴阳并调，从而达到恢复中焦升降、消除痞满的目的。

2. 寒温并用之清上温下法

清上温下法适用于上热下寒证，上热下寒证是临床上较为常见的一种病证，如《伤寒论》中的寒格吐利证、厥阴病提纲证、蛔厥证、热扰胸膈兼中寒证及唾脓血泄利证等。上热下寒证的特点是上焦出现热性证候，或呕吐，甚则食入即吐；或气上撞心，心中疼热，饥而不欲食；或咽喉不利，唾脓血等。同时，中下焦出现寒性证候，或腹满，或腹中痛，或下利等。病机既现上热下寒，治法必立清上温下，方能切中病机。临床上常随证选用干姜黄芩黄连人参汤、乌梅丸、黄连汤、栀子干姜汤、麻黄升麻汤等方剂，这些方剂的特点是用黄芩、黄连、栀子等苦寒药物以清上热，用桂枝、干姜等辛温药物以温下寒。虽方药寒温异气，但并行不悖，各奏其功。

3. 寒温并用之解表清里法

解表清里法适用于表寒里热证。表寒当用温热之品散之，然恐其里热益盛；里热当用寒凉之药清之，又虑其表证难除，故表寒里热证的治法应为寒热并投，外散表寒，内清里热。《伤寒论》载"太阳病，发热恶寒，热多寒少……宜桂枝二越婢一汤"；"太阳中风，脉浮紧，发热恶寒，身疼痛，不汗出而烦躁者，大青龙汤主之"，二者虽病因有所不同，但外有表寒、内有郁热的病理是一致的，只是程度轻重不同罢了。寒热错杂之外寒内热治疗宜采取寒热并用之解表清里法，以期外解表寒、内清郁热。桂枝二越婢一汤和大青龙汤，皆用麻黄、桂枝辛温解表，用生石膏辛寒以清里热，寒温并用，不但使表邪得解，又可宣透在里之郁热，共奏表里双解之功。

4. 寒温并用之和解权变法

和解权变法适用于《伤寒论》中的小柴胡汤证、柴胡桂枝干姜汤证、柴胡加龙骨牡蛎汤证等。小柴胡汤证为邪犯少阳、枢机不利、少阳经气不舒、胆逆犯胃所致，治宜和解少阳，用小柴胡汤。小柴胡汤的主药柴胡、黄芩解半表半里之邪，辅以人参、甘草、大枣益气和中、扶正祛邪，佐以生姜、半夏调理胃气、降逆止呕，如此寒温并用、攻补兼施，则三焦得以疏利、上下得以调达、内外得以宣通、气机得以和畅、少阳之邪得以尽解。柴胡桂枝干姜汤证是在少阳病的过程中，由于枢机不利，不能正常疏利三焦，以致三焦决渎失职，水饮停留，在小柴胡汤证的基础上，出现小便不利、口渴等症状。此时治疗需在和解少阳的同时温化水饮，故以小柴胡汤和解少阳，桂枝、干姜温化水饮，寒温并用，各收其功。柴胡加龙骨牡蛎汤证乃太阳伤寒、误用攻下、邪热内陷、弥漫全身、枢机不转、表里俱病、虚实互见的变证，治疗宜用和解泄热法，用柴胡加龙骨牡蛎汤。柴胡加龙骨牡蛎汤除重镇安神、扶正逐邪外，取柴胡透解邪热、舒达经气之功，取辛温之桂枝以解表，取苦寒之黄芩、大黄以清泄里热，这样错杂之邪才可内外尽解。

5. 寒温并用之清宣郁热法

外感病表证已罢，而里有郁热者，临床上常运用清、下两法，但热扰胸膈或邪热壅肺者，则宜寒温并用、清宣郁热。比如《伤寒论》中的麻黄杏仁甘草石膏汤证，太阳病邪热内犯，上迫于肺，出现发热、汗出、喘等症状。麻黄杏仁甘草石膏汤以辛寒之石膏清肺中郁热；伍辛温之麻黄使邪热得以宣发，有外达之路；合杏仁宣降肺气而定喘；用甘草调和诸药。本方寒温并用，清宣肺热，使郁热解而正不伤。又如《伤寒论》所载"发汗吐下后，虚烦不得眠，若剧者，必反覆颠倒，心中懊恼，属栀子豉汤……若呕者，栀子生姜豉汤"。"汗吐下后"，有形之邪已去，而余热未尽，留扰胸膈，治疗宜用清热除烦法，用栀子豉汤、栀子生姜豉汤治疗。两方中栀子苦寒以清热除烦，豆豉辛微温以轻浮宣散，生姜辛温以降逆止呕。

6. 寒温并用之滋阴扶阳、通利血脉法

《伤寒论》载"伤寒脉结代，心动悸，炙甘草汤主之"，心阴不足，心失所养，故心动悸；心阳不振，鼓动无力，故脉来结代；此时治疗宜用阴阳双补法，选用炙甘草汤。炙甘草汤以甘寒之麦冬、生地黄等药滋阴养血，以辛温之桂枝、生姜通阳复脉。《素问》认为"阳生阴长"，炙甘草汤正体现寒温并用、阴阳兼补之法。《伤寒论》亦载"吐已下断，汗出而厥，四肢拘急不解，脉微欲绝者，通脉四逆加猪胆汁汤主之"；"少阴病，下利脉微者，与白通汤。利不止，厥逆无脉，干呕烦者，白通加猪胆汁汤主之"，前者为阴盛格阳证，后者为阴盛戴阳证，皆是阴阳格拒的典型例证。通脉四逆加猪胆汁汤中，以附子、干姜之辛热纯阳合甘草益气和中而急破在里之阴寒，反佐猪胆汁之苦寒纯阴，引阳入阴而降逆，更收浮越之阳。如此，则阴寒格阳之证除矣。白通加猪胆汁汤内，专取附子、干姜之大热气雄合辛温滑利之葱白以益火之源、宣通上下，反佐人尿、猪胆汁之咸寒苦降、益阴导阳，使辛热药不被阴寒所格，共奏回阳固脱、益阴复津、通达上下、畅和内外之功。如此，少阴戴阳之证挽转于顷刻之间也。

7. 寒温并用之活血化瘀、清下瘀热法

《伤寒论》载"太阳病不解，热结膀胱，其人如狂……外解已，但少腹急结者，乃可攻之，宜桃核承气汤"，太阳邪热，随经入里，深入下焦，与瘀血相结于少腹，治用桃核承气汤。桃核承气汤治太阳病不解，热结膀胱，小腹急结，其人如狂，此蓄血也。治病必求其本，气留而不行，故用大黄之只走而不守以行其逆气，甘草之甘平以调和其正气；血结而不行，故用芒硝之咸以软之，桂枝之辛以散之，桃核之苦以泻之。气行血行，则小腹自舒，神气自安。

8. 寒温并用之调和营卫兼通阳明法

太阳病误下，表邪内陷，因体质之异而有病兼太阴、阳明之别。兼太阴者，"腹满时痛"，治用桂枝加芍药汤；兼阳明者，"大实痛"，治用桂枝加大黄汤。凡妄下必伤胃气，胃阳虚则阳邪袭阴，故转太阴，胃液涸则两阳相搏，故转阳明。属太阴则腹满时痛而不实，属阳明则腹大实而痛。桂枝加芍药汤，用于表证未解，而阳邪已陷入太阴，故倍用芍药以滋脾阴而除满痛，此用阴和阳法；桂枝加大黄汤，用于表邪未解，而阳邪陷入阳明，故加大黄以润胃燥，而除其大实痛。

六、《伤寒杂病论》生姜与干姜应用的临证心悟

张仲景在《伤寒杂病论》中用药法度严谨，尤其在药物的炮制、配伍、煎法、服法等方面。张仲景在《伤寒杂病论》中有105首处方中用到姜，姜有生姜与干姜之别，虽均为姜科多年生草本植物的根茎，但炮制方法不同，其功用亦迥异。

（一）生姜的运用

生姜味辛，性微温，在运用上随着配伍不同而作用各异。《伤寒杂病论》中的运用，主要有以下3个方面。

1. 解表散邪

解表散邪多取生姜辛散之力，或佐辛温之品以散寒邪，或配大枣之甘，以行脾之津液而调和营卫。例如，桂枝汤中，生姜佐桂枝以解肌；越婢汤中，生姜佐麻黄以发越水气；射干麻黄汤中，生姜配细辛散寒行水以治咳而上气；小柴胡汤中，生姜配大枣助少阳

生发之气以和解少阳；大柴胡汤中，生姜配半夏扶胃阳止呕以表里双解。

2. 降逆止呕

降逆止呕取生姜辛散之力，配降逆和胃的药物，以治呕秽、胸痹、嗳气等证。例如，橘皮竹茹汤中，生姜配橘皮以和胃降逆；吴茱萸汤中，生姜散逆止呕、升清降浊，使胃浊随吴茱萸而下泄；旋覆代赭汤中，生姜配大枣以和脾养胃、安定中州；小半夏汤、橘皮汤、橘枳姜汤等方中，生姜皆能降逆蠲饮、和胃止呕；真武汤本为温阳散水之剂，但方后注"若呕者，去附子，加生姜，足前成半斤"；通脉四逆汤方后亦注"呕者，加生姜二两"；栀豉汤中亦有呕加生姜的记载。

3. 补虚益血

补虚益血取生姜辛通卫气之力，配甘药以治虚劳虚寒里急的腹痛。例如，温建中脏的小建中汤、黄芪建中汤中，生姜配伍温补之品以治血虚寒结的腹痛；生血复脉之炙甘草汤中，生姜配伍炙甘草、大枣以温养胃气、资营血之源而治气血不足、心力不继、脉结代、心动悸。

（二）干姜的运用

干姜味辛，性温，在运用中可因配伍不同而功效不一。《伤寒杂病论》中的运用，大致归纳为3个方面。

1. 温阳守中，回阳通脉

若因中寒阳微，脾肾阳虚，而致四肢厥冷、脉沉微而细、下利清谷等症状，甚至出现阴盛于内、格阳于外的证象，治当用四逆汤类回阳救逆、通达内外之阳气。四逆汤中用干姜配附子以回阳救逆、温中散寒，佐炙甘草甘温补中，则逐阴回阳之力尤著；而通脉四逆汤中倍用干姜，以大剂量辛热之药，急驱在内之阴寒，使格拒于外的阳气得以内返。若因阴盛于下、格阳于上导致的病证，宜用白通汤以宁上下阳气，方中用干姜配附子以回阳散寒。若因阳虚阴盛导致的病证，可用干姜配附子组成干姜附子汤，以胜阴复阳。

2. 温中散寒，健运脾阳

热邪扰于胸膈、阴寒盛于肠中、蛔上入膈之乌梅丸证，呕吐腹痛之黄连汤证，呕而自利、食入即吐之干姜黄芩黄连人参汤证，上焦留热、寒气留中之栀子干姜汤证，皆以干姜温中焦脾胃之阳以祛寒邪。理中汤治疗中阳虚寒诸证，大建中汤治疗心胸中大寒痛，干姜人参半夏丸治妊娠呕吐不止，皆取干姜配人参以温补中焦。生姜泻心汤证、甘草泻心汤证、半夏泻心汤证，都是因于误下后，热与无形之气相结而成痞，生姜泻心汤中，干姜与生姜并用，取干姜以温中，生姜配半夏以降逆散水；甘草泻心汤中，取干姜温中而散痞；半夏泻心汤中，取干姜配人参、甘草以温中补虚，配半夏以降逆止呕。

3. 温肺散寒化饮，止血行瘀

小青龙汤治咳逆倚息不得卧，厚朴麻黄汤治咳而脉浮，半夏干姜散治干呕、吐逆、吐涎沫，甘姜苓术汤治肾着，皆取干姜温中祛寒而蠲水邪之功。柏叶汤治吐血不止，王不留行散治金疮，皆取干姜以止血而助行血瘀。

七、《伤寒论》六经辨证在咳嗽治疗中的运用

咳嗽是临床常见的一种病证，占呼吸专科门诊疾病的

20%～30%，给患者的工作、生活和学习带来严重的困扰。

《素问》载"五脏六腑皆令人咳，非独肺也"，《伤寒论》继承和发展了这一理论。《伤寒论》将六经所属脏腑、经络的病理变化及各种反映于外的证候，根据疾病发展过程中的病位、病性、病机、病势，加以分析综合归纳为六经病证。现将咳嗽的六经辨证治疗做以下论述。

1. 太阳病咳嗽

外感风寒，内有水饮 《伤寒论》载"伤寒表不解，心下有水气，干呕发热而咳，或渴，或利，或噎，或小便不利，少腹满，或喘者，小青龙汤主之"；"伤寒心下有水气，咳而微喘，发热不渴。服汤已渴者，此寒去欲解也，小青龙汤主之"。寒邪郁肺，肺失通调，水液内停，或本有内饮，外邪引动，水停中焦，津液不布，胃气不降则见干呕、口渴，水蓄下焦、膀胱气化不利则见小便不利、少腹满，当以小青龙汤解表化饮、止咳平喘。

2. 阳明病咳嗽

（1）阳明中风，入里化热 《伤寒论》载"阳明病，但头眩，不恶寒，故能食而咳，其人咽必痛；若不咳者，咽不痛"。本条所述咳嗽为阳明中风，感受外邪后入里化热，热邪上逆于肺，肺失宣肃所致，治疗当清阳明经郁热，佐以宣肺，可选用白虎汤化裁。

（2）阳明中寒，寒饮内蓄 《伤寒论》载"阳明病，反无汗，而小便利，二三日呕而咳，手足厥者，必苦头痛。若不咳不呕，手足不厥者，头不痛"。本条所述咳嗽是由于阳明中寒，寒饮内蓄，饮邪射肺所致。头为诸阳之会，水寒上逆，直犯清阳则头痛，可选用吴茱萸汤化裁治疗。

3. 少阳病咳嗽

《伤寒论》载"伤寒五六日中风，往来寒热，胸胁苦满，嘿嘿不欲饮食，心烦喜呕，或胸中烦而不呕，或渴，或腹中痛，或胁下痞鞕，或心下悸，小便不利，或不渴，身有微热，或咳者，小柴胡汤主之"。少阳处于表里之间，为运转门户之枢纽，三焦升降协同，调节气机运行，内合脏腑，外达腠理，不郁不结，方能调和内外，当其受邪，枢机不利，三焦不畅，津液不行，停聚成痰，气机不利，上逆成咳，当以小柴胡汤解郁转枢、调达升降、宣通内外。

4. 少阴病咳嗽

（1）少阴阴虚，水热互结 《伤寒论》载"少阴病，下利六七日，咳而呕渴，心烦不得眠者，猪苓汤主之"。素体阴虚而水湿不得气化，热邪传入少阴，水热互结，上犯于肺而咳，治以猪苓汤利水滋阴，水去而热自除。

（2）少阴实热，阴液亏耗 《伤寒论》载"少阴病，咳而下利，谵语者，被火气劫故也，小便必难，以强责少阴汗也"；"少阴病，得之二三日，口燥咽干者，急下之，宜大承气汤"；"少阴病，自利清水，色纯青，心下必痛，口干燥者，可下之，宜大承气汤"。肺属金，肾属水，金水相生，热入少阴，损耗阴液，肾水不能上滋肺金，肺失清肃则咳，急以大承气汤攻下存阴、釜底抽薪。

（3）少阴阳虚，水饮内停 《伤寒论》载"少阴病，二三日不已，至四五日，腹痛，小便不利，四肢沉重疼痛，自下利者，此为有水气。其人或咳，或小便利，或下利，或呕者，真武汤主之"，病至少阴，阴盛阳衰，气化不利，水道不通，寒水内停，逆而上冲，肺失宣降，发为咳喘，治以真武汤温阳利水。

5. 厥阴病咳嗽

《伤寒论》载"少阴病，四逆，其人或咳，或悸，或小便不利，或腹中痛，或泄利下重者，四逆散主之"。肺为阳中之少阴，主一身之气而司肃降之职，肝为阴中之少阳，性冲和调达而主疏泄。肝与肺，相互制约，肝气郁结，阳郁于里，肺之宣肃失权，气逆于上而作咳。四逆散中柴胡调达阳气，枳实引气下行，白芍调阴敛气，甘草以运四旁，酌情配伍干姜、五味子以温脾土、益肺气，则气机畅，咳可平。

咳嗽的六经辨证，除太阴病咳嗽较少外，其余咳嗽皆有表里、寒热、虚实之不同，审证当辨明病因、病机、病位、病势，才能灵活选方、药到病除。

八、《伤寒论》"攻补兼施、表里同治"理论临证心悟

《伤寒论》中许多方剂都是攻补兼施、表里同治，为后世临床表里虚实错综复杂的矛盾提供了可循的章法。现就《伤寒论》"攻补兼施、表里同治"理论做如下论述。

（一）攻补兼施

外感疾病的发生，无不为邪正斗争的表现，病邪是发病的客观因素，正虚是发病的根本因素。《黄帝内经》载"正气存内，邪不可干"；"邪之所凑，其气必虚"。正虚是人体阴阳气血津液之亏耗，脏腑功能之衰弱，再感外邪势必造成"血弱气尽，腠理开，邪气因入，与正气分争"的病理局面。攻补兼施之法也是基于正邪交争的状态而确立的。《伤寒论》诸方中大部分遵循了攻补兼施的治疗原

则，主要表现在以下 3 个方面。

1. 邪正相持，扶正祛邪

《伤寒论》对每一病证的发生、变化和恢复的论述，都体现了以胃气为本的治疗思想。五脏六腑皆禀气于胃，胃气受损，脏腑经络亦必受累。《医宗必读》有"胃气一败，百药难施"和"有胃气则生，无胃气则死"之说。《伤寒论》在立法组方遣药上亦时刻顾护胃气，并指出"阳明居中，主土也，万物所归，无所复传"。无论汗、下、和或消，多同时运用人参、甘草、生姜、大枣等和胃缓中之品，以扶正祛邪。例如，治疗太阳中风的桂枝汤，用桂枝振奋阳气，芍药养阴，使营卫和而邪自祛，又以甘草、生姜、大枣、热粥援助已被鼓舞的正气，以防驱邪太过而伤胃气，既可增强驱邪之力，又补充了因发汗而损失的津液。治少阳病的小柴胡汤，在人参、甘草、生姜、大枣养护胃液的基础上用柴胡和解少阳，以收"上焦得通，津液得下，胃气因和，身濈然汗出而解"之功，寓扶正祛邪之深意。

2. 邪实正充，祛邪存正

《黄帝内经》云："邪气盛则实。"在邪气亢盛而正气不衰的情况下，《伤寒论》的立法是攻邪为主兼顾正气，使之攻而勿伐，以免邪去正衰。例如，太阳病内患水饮，症见"头痛，心下痞鞕满，引胁下痛，干呕短气"一派实象，治以十枣汤，方中芫花、甘遂、大戟攻留饮宿食、破癥坚积聚，恐过服攻下之品使胃中津液被劫，因而加入补气保津液的大枣使痰水去而不伤津液。柯琴云："预培脾土之虚，且制水势之横。"黄元御云："大枣保其脾精，芫、遂、大戟泻其水饮也。"可谓深得其意。

3. 正虚邪恋，扶正邪退

扶正即可祛邪，多适用于正虚邪衰而邪气留恋不去的状态，体虚为矛盾的主要方面，故治疗则通过补虚而达到正复邪退之目的。例如，《伤寒论》载"发汗后身疼痛，脉沉迟者"，由于发汗太过损伤营气，筋脉失充而致身疼痛，若复发汗则更损营阴而犯虚虚之戒，必须用桂枝加芍药生姜各一两人参三两新加汤益气和营，营气恢复，筋脉和利则上症解除。治疗"伤寒解后，虚羸少气，气逆欲吐"的竹叶石膏汤及治疗阳亡液脱的四逆加人参汤等均属此类。笔者取其意，常用生脉散治疗热病后期低热久不愈证，用厚朴生姜半夏甘草人参汤合四君子汤治疗病后脾虚胀满证，每每获效。

（二）表里同治

疾病的发生和发展，既有表里深浅之不同，又有表里错杂之现象。许多证候在治疗上只解表则里证不去，只治里则外邪不解，治疗必须兼顾表里，方使病释，不可顾此失彼。在具体运用上须权衡表里证孰多孰少、孰重孰轻、孰缓孰急，进而决定相应的治疗措施。

1. 表证重于里证

治疗表证重于里证者应偏重于表证而兼顾里证。例如，大青龙汤证既有"脉浮紧，发热恶寒，身疼痛"的伤寒表实之象，又有"不汗出而烦躁"的内热之证，属表里俱实、表证为重，故治疗以麻黄汤加倍麻黄用量以辛温发汗散风寒，配以石膏，既可使在里之郁热向外透解，又可克制石膏寒凉伤中之弊，共奏表里双解之功。笔者曾用麻黄汤加芒硝治愈两例外感寒邪、内有宿食积滞的发热恶寒、腹痛便秘的患者。《伤寒论》中还有诸多同类方剂，如葛根加半夏汤、桂枝加厚朴杏子汤等。

2. 里证重于表证

治疗里证重于表证者应偏重于里证而兼顾表证。例如,《伤寒论》载"太阳病,外证未除,而数下之,遂协热而利,利下不止,心下痞鞕,表里不解者,桂枝人参汤主之",此以太阳虚寒下利为主而兼有表证,故以理中汤温中散寒止利,用桂枝解除太阳表证,两相兼顾。《伤寒论》中还有诸多同类方剂,如麻黄细辛附子汤、桂枝加大黄汤、五苓散等。

3. 表里证均衡

治疗表里证均衡者应表里并重。例如,柴胡桂枝汤证,为病已入少阳而太阳证又未罢,外有"发热微恶寒,支节烦疼",内有"微呕,心下支结",治当和解与发表兼施,故用小柴胡汤、桂枝汤各取半量合剂而成,以桂枝汤调和营卫、解肌发表,小柴胡汤和解表里,则诸症自解。小青龙汤、麻黄连轺赤小豆汤亦为此类。

(三)讨论

疾病是阴阳偏盛偏衰、邪正相争的表现,故立法组方必须调其阴阳、扶正祛邪,使阴平阳秘,其病可已。《伤寒论》正是在这种思想的指导下,辨证求因,审因论治,组方遣药的。故除八法之外,又有寒热并举、攻补兼施、表里同治等治法,以应对临床上错综复杂的病理变化。上述配伍三法并非杂乱无章的凑合,而是建立在八纲辨证的基础之上。凡证错综复杂,当先辨表里之部位,察寒热虚实之轻重主次,而选用性味功用不同的药物配伍,使之产生或发挥更为理想的效果。其意如下:①相互拮抗或监制,以达相反相成之功。②气味各异、功用不同而并行,各奏其功而相辅相成,即

《黄帝内经》中的"间者并行"之意。但一法之中集表里寒热攻补于一方，须分清主次，方可切中病机。例如，麻黄配伍石膏之大青龙汤，既为寒热并举，又为表里同治，用于伤寒表里俱实证效如桴鼓，若用于表里俱虚证则见一派"厥逆，筋惕肉𥆧"的逆象，不可不慎。

九、真武汤、五苓散、葶苈大枣泻肺汤利水作用临证心悟

真武汤、五苓散、葶苈大枣泻肺汤均为张仲景所创，其中真武汤和五苓散记载在《伤寒论》中，葶苈大枣泻肺汤记载在《金匮要略》中。以上三方均可治疗水肿，但各有侧重，下面具体论述。

1. 真武汤温阳利水

《伤寒论》载"少阴病，二三日不已，至四五日，腹痛，小便不利，四肢沉重疼痛，自下利者，此为有水气。其人或咳，或小便利，或下利，或呕者，真武汤主之"。真武汤由茯苓三两、芍药三两、白术二两、生姜三两、附子一枚（炮，去皮，破八片）组成，本方具有温阳利水的功效，是治疗脾肾阳虚、水湿内停的要方，以小便不利、肢体沉重或浮肿、苔白、脉沉为证治要点。《古今名医方论》中赵羽皇曰："真武一方，为北方行水而设，用三白者，以其燥能制水，淡能伐肾邪而利水，酸能泄肝木以疏水故也。附子辛温大热，必用为佐者何居？盖水之所制者脾，水之所行者肾也。肾为胃关，聚水而从其类。倘肾中无阳，则脾之枢机虽运，而肾之关门不开，水虽欲行，孰为之主？故脾家得附子，则火能生土，而水有所归矣；肾中得附子，则坎阳鼓动，而水有所摄矣。更得芍药之

酸，以收肝而敛阴气，阴平阳秘矣。若生姜者，并用以散四肢之水气而和胃也。"《素问》载"膀胱者，州都之官，津液藏焉，气化则能出矣"。真武汤方中生姜、白术、茯苓三药培土制水，附子温壮肾阳，"釜底加薪"使散者散、利者利、健者健，已停湿邪得以排出，诸药配伍，温脾肾、利水湿，共奏温阳利水之效。

2. 五苓散淡渗利水

《伤寒论》载"太阳病，发汗后，大汗出，胃中干，烦躁不得眠，欲得饮水者，少少与饮之，令胃气和则愈。若脉浮，小便不利，微热，消渴者，五苓散主之"。五苓散功专淡渗利水，原为治疗太阳表邪未解、内传其腑，以致膀胱气化不利，而成太阳经腑同病之蓄水证而设，由猪苓十八铢（去皮）、泽泻一两六铢、白术十八铢、茯苓十八铢、桂枝半两（去皮）组成，上五味，捣为散，以白饮和服方寸匕，一日三次，多饮暖水，汗出愈。《伤寒明理论》载"五苓之中，茯苓为主，故曰五苓散。茯苓味甘平，猪苓味甘平，甘虽甘也，终归甘淡。《内经》曰：淡味渗泄为阳。利大便曰攻下，利小便曰渗泄。水饮内蓄，须当渗泄之，必以甘淡为主，是以茯苓为君，猪苓为臣。白术味甘温。脾恶湿，水饮内蓄，则脾气不治。益脾胜湿，必以甘为助，故以白术为佐。泽泻味咸寒。《内经》曰：咸味下泄为阴。泄饮导溺，必以咸为助，故以泽泻为使。桂味辛热。肾恶燥，水蓄不行，则肾气燥。《内经》曰：肾恶燥，急食辛以润之。散湿润燥，可以桂枝为使"。

3. 葶苈大枣泻肺汤泻肺逐水

《金匮要略》载"肺痈胸满胀，一身面目浮肿，鼻塞清涕出，不闻香臭酸辛，咳逆上气，喘鸣迫塞，葶苈大枣泻肺汤主之"。葶苈大枣泻肺汤由葶苈子和大枣两味药组成，主治肺中水饮壅塞，胸满喘咳，一身面目浮肿。《删补名医方论》载其"治肺痈喘不得卧及水饮攻肺喘急者"，方中"独用葶苈之苦，先泻肺中之水气，佐大枣，恐苦甚伤胃也"。本方用葶苈子入肺泄气、开结利水，使肺气通利，痰水俱下，则喘可平、肿可退；但又恐其性猛力峻，故佐以大枣之甘温安中而缓和药力，使驱邪而不伤正。

以上三方，均有利水的作用，但侧重不同，真武汤温阳利水，五苓散淡渗利水，葶苈大枣泻肺汤泻肺逐水。临床上亦有合并应用者，需依据中医辨证指导临床应用。

十、李东垣"甘温除热"法临证心悟

"甘温除热"法孕育于《黄帝内经》，《素问》有"甘温能除大热"之说；至汉代，张仲景《伤寒论》中的桂枝汤、小建中汤、黄芪桂枝五物汤，开创了"甘温除热"法的先河；至金代，李东垣在《内外伤辨惑论》中正式提出"甘温除热"法，此法方臻完善。甘温除热法是以性味甘温的补益中气药物为主，治疗以脾胃损伤、元气虚弱为主的发热证（李东垣又称其为"热中"证），代表方是补中益气汤。

在温病的发展过程中每伴有发热，至疾病后期，容易导致机体元气亏虚，正虚邪恋，可见低热之症，此与东垣所言的"甘温除热"法所适之病证机理颇为相似，因而临床可以从中得到启发，拟此法参变治疗。

李东垣非常重视脾胃在人体中的作用，认为元气有赖于中气（脾胃之气）的充养。脾胃为后天之本、气血生化之源，若脾胃功能正常，中气健旺，受纳、腐熟、消化、吸收正常，则水谷精微、气血阴精源源不断滋生，元气亦旺。同时，中气健旺，气机升降出入正常，则水湿输布、代谢正常，痰湿不生，气血调和，脉络通畅，邪难滋生，人体健康。若脾胃受伤，中气虚弱，则元气不充，卫外无能，病邪内侵，脏腑功能失常，气血失调，百病丛生。治疗本证，李东垣以补益中气为主，适当佐以祛邪清热之品，以扶正祛邪。《素问》载"脾欲缓，急食甘以缓之，用苦泻之，甘补之"。李氏甘温除热法的组方原则是以甘温补中益气之品为主，辅以辛苦寒凉、升阳解毒、祛邪清热之味。此法的代表方补中益气汤就是以甘温的人参、炙黄芪、白术、炙甘草、陈皮、当归补益中气为主，佐以辛苦寒凉的升麻、柴胡升阳解毒、祛邪清热，使中气变旺，清阳得升，邪毒能清，郁热可解。纵使时令有差异，兼证有不同，药味可能有所加减，但均不离此组方原则。补脾胃、泻阴火的升阳汤就更能体现这一组方原则，方中以甘温的人参、黄芪、白术、甘草补中益气为主，辅以辛苦的升麻、柴胡、羌活升阳散火，黄芩、黄连或石膏清热泻火。由此可知，李东垣甘温除热法有其特定的组方意义，其组方是甘温补中药与清热祛邪药的组合，离开或违背此原则，则疗效差或无效。

1. 甘温除热法的功用和主治

李氏甘温除热法，既有以补中益气为主的扶正作用，又有以升阳解毒清热为辅的助正祛邪作用。其可用于治疗脾胃损伤，元气虚弱，邪毒（李东垣又称阴火）内生或邪气内侵，邪正相争所致的热证（即李东垣所谓的内伤"热中"证）。李东垣在《脾胃论》中指出"饮食劳倦，喜怒不节，始病热中"，在《内外伤辨惑论》中指出"脾胃之证，始得之则气高而喘，身热而烦，其脉洪大而头痛，或渴不止，皮肤不任风寒而生寒热"是补中益气汤的适应证。可见，李东垣所说的甘温除热法是扶正祛邪的方法，其代表方补中益气汤是主治以脾胃气虚为基础的虚实夹杂证。

2. 甘温法除温病大热的机理

中医的温病是指外感热病。发热是温病的主症，一般初期病邪较轻浅，病在肌表，卫阳受遏，卫气与温邪抗争，出现发热与恶风寒并见，但发热较轻，体温多不高。中期邪正俱盛，剧烈纷争。若内传进入气分，则气机郁滞，邪正剧争，出现高热、壮热，而不恶寒；若内陷入营迫血，则热毒炽盛，出现灼热、神昏、出血、痉厥，甚至死亡。后期正气受伤，邪气亦衰或余邪留恋，邪正交争微弱，则表现为微热、低热或潮热。因此，发热的高低轻重，反映了温病病情的轻重浅深。同样，发热也是温邪与正气交争的反映。在温病的发生、发展过程中，正气是矛盾的主要方面。《素问》载"正气存内，邪不可干"；"邪之所凑，其气必虚"。中医的外感病发病学认为，若正气虚弱，抵抗无力，则温邪容易侵入和内陷，导致温病的发生、发展，甚至造成死亡；若正气强盛，抵抗有力，则温邪不易侵入致病，纵使侵入人体，亦难内传，可被正气驱除，不致造成缠绵难愈或恶化死亡。"正气"是机体抗病力的总称，它源于先天，充盛于后天，全靠脾胃运化所产生的水谷之气滋养、补充和加强。李东垣的甘温除热法能补益中气，振奋中阳，使气血源源不断化生，使正气持续不断得到滋养和补充。因而能奋起抗邪，祛除病邪，修复损害的脏腑器官，恢复正常功能，发热症状自然亦随之消失，故甘温除热法可用于治温病。

3. 甘温除热法在温病中的应用

温病是热病，必有发热。温邪是阳热性质的病邪，最易伤阴。《黄帝内经》载"热者寒之，温者清之"，寒凉清热养阴是治疗温病的常法。然而，由于地域、环境、气候、体质的影响，饮食、劳倦、七情及治疗等因素的作用，温病患者的表现常错综复杂，千变万化，出现脾胃气虚、温邪流连者亦屡见不鲜。因此，临床上亦可用李东垣甘温除热法进行治疗。例如，小儿夏季热，并有中气虚弱表现者；乳蛾暗红、肿痛，但不化脓，时轻时重，反复发热不解，用清热解毒药无效者；产后体虚，发热不退，用抗感染西药治疗无效者；白血病化疗中或化疗后气血虚弱，出现发热，用抗生素治疗无效者；感染性疾病，用抗生素治疗，炎症已经控制，但发热不退者；变应性亚败血症或其他自身免疫性疾病，久热不退而脾胃气虚者。临床皆可参照甘温除热法加减治疗。

此外，由于温病之邪气耗伤阴液，以致水涸火飞，阴不敛阳，出现阳越上冲之脱证，亦可用甘温之法。《叶天士晚年方案真本》中崇尚温补，书中载"肾中龙火自至。阴脏之火，直上颠顶，贯串诸窍。由情志内动而来，不比外受六淫客邪之变火，医药如凉药清肺不效，改投引火归原以治肾"，此温下滋补，必得阴中五液上涵龙光。叶天士处方崇尚温中，方中加龟板、熟地黄等镇降收敛之品，其意与甘温除热之法颇合，对临床有很大启发。

十一、叶天士治疗"络病"心悟

叶天士在《临证指南医案》中指出"医不明治络之法，则愈治愈穷矣"，说明了"治络之法"的重要性。

《临证指南医案》中有关"络"的论述有"经几年宿病，病必在络"；"凡久恙必入络，络主血"；"是初为气结在经，久则血伤入络"；"乃由经脉继及络脉。大凡经主气，络主血。久病血瘀，瘀从便下"；"数年痛必入络"；"痛为脉络中气血不和，医当分经别络"。

由此，叶天士提出了多种内伤杂病由气及血、由经入络的病程发展过程，以及但凡痛证，多是由于气血不和所致，痛久必入血、入络，即久病必入络、久痛必入络之说。

随着肺结节的检出率逐年上升，肺结节的早期干预和中医治疗越显重要。肺结节的病因病机以气阴两虚、痰瘀互结为多，结合叶天士的络病学说，肺结节的病位应当在肺络血分。叶天士指出"络中乃聚血之地"，肺络之病是由脏—腑—经—络发展来的，即首先出现脏腑的气机失调，从而阻滞了经络气血的运行，出现络脉的瘀阻，最终成积、成瘤。

叶天士认为"病久入络，不易除根"。因此，像肺结节、肺癌这类的肺络之病，除了化痰散瘀之法，还应结合通络之法，才能取得疗效。根据叶天士"非辛香无以入络""议通血络润补，勿投燥热劫液""大凡络虚，通补最宜""藉虫蚁血中搜逐，以攻通邪结"等理论，总结出辛香通络法、辛润通络法、扶正通络法、虫蚁通络法等。故在临床诊治肺癌及肺结节的过程中，常用桂枝、藿香、木香、细辛、郁金等辛香之品，不但可以走窜通络，还兼有引经的作用，可引诸药达于病所。同时，运用人参、党参、黄芪、当归等补益正气，全蝎、蜂房、地龙、蜈蚣、僵蚕等剔邪搜络。

叶天士络病理论以通络为总治则，攻补兼施。若络阻以实为主时，治疗宜祛瘀通络，兼以扶正养阴；若络涩以虚为主时，治疗宜补虚通络，兼以通利血脉。在临床中灵活运用叶氏络病理论，往往会取得较好的疗效。

十二、燥邪的致病特点及治法

燥为风、寒、暑、湿、燥、火自然界六气之一，早在《素问》中就有"天有五行御五位，以生寒暑燥湿风"之说。六气太过则可致病发为六淫，燥气太过则发为燥邪。

1. 燥邪的致病特点

燥邪为阳邪，其性干燥、滞涩，易伤津液，易伤于肺。感受燥邪，则易出现口干、咽干等一系列干燥症状，与《素问》中"燥胜则干"的理论相符合。在临床中出现燥的症状往往由以下 3 种因素导致：①津液亏损较多，机体失于滋润。②津液输布障碍。《素问》载"饮入于胃，游溢精气，上输于脾；脾气散精，上归于肺；通调水道，下输膀胱。水精四布，五经并行，合于四时五脏阴阳，揆度以为常也"，明确提出肺具有通调水道的功能。若燥邪侵袭，内合于肺，肺的通调水道功能失常，津液输布障碍，则可出现鼻干、鼻塞、嗌塞等症状；水液停聚，而成痰饮，则可出现咳痰清稀。③津液生成障碍。沈目南在《燥病论》中提出"燥病属凉，谓之次寒，病与感寒同类"，既谓之次寒，亦可郁遏人体阳气，也可损伤人体阳气，失于阳气的气化功能，则津液生成障碍，故津液亏虚。燥邪侵袭，损伤阳气，阳气不足，则难以蒸化津液而布散全身，故可出现皮肤、黏膜、五官的干燥诸症，尤多见于阳虚患者。此 3 种原因往往离不开人体阴阳、五脏、气、血、津、液的作用。

2. 燥邪的治法

在《素问》病机十九条中唯独没有燥邪，因此，后人在此基础上各有深究，刘完素提出"诸涩枯涸，干劲皲揭，皆属于燥"，也提出燥邪致病则有"涩、干"的症状。《素问》中提出"阳明司天为燥化，在泉为辛化，司气为素化，间气为清化"，进而提出"燥淫于内，治以苦温，佐以甘辛，以苦下之"及"燥淫所胜，平以苦湿，佐以酸辛，以苦下之"的治法。其中苦温与苦湿尚有争议，王冰在注解《素问》时提出"清则生寒，流而不去，则以苦湿下之"，认为苦温应是苦湿。

后世医家总结，燥邪为病，有温燥、凉燥之分。初秋有夏热之余气，久晴无雨，初阳以曝，则燥与热相结合而侵犯人体，故病温燥。深秋有近冬之凉气，西风肃杀，则燥与寒相结合而侵犯人体，故病凉燥。桑杏汤辛凉治温燥，杏苏散辛温治凉燥。

综上，燥邪致病，病机可复杂、可简单，需谨守病机。《素问》载"谨守病机，各司其属，有者求之，无者求之，盛者责之，虚者责之，必先五胜，疏其血气，令其调达，而致和平"，其中"必先五胜"就提出五行生克制化不能太过、不及。亢乃害、承乃制，六气太过、不及致病，破坏五行生克制化动态平衡。人体是一个整体，疾病的发展是一个动态过程，在诊治疾病时不能忽略五行生克制化的演变过程。

十三、小青龙汤临床应用心悟

临床上小青龙汤的运用非常广泛，而且疗效确切，近来研习《伤寒杂病论》，对小青龙汤又有了更深入的认识，下面具体论述。

关于小青龙汤证，在《伤寒论》《金匮要略》中共有 5 条论述。《伤寒论》载"伤寒表不解，心下有水气，干呕发热而咳，或渴，或利，或噎，或小便不利，少腹满，或喘者，小青龙汤主之"；

"伤寒心下有水气，咳而微喘，发热不渴。服汤已渴者，此寒去欲解也。小青龙汤主之"。《金匮要略》载"病溢饮者，当发其汗，大青龙汤主之，小青龙汤亦主之"；"咳逆，倚息不得卧，小青龙汤主之"；"妇人吐涎沫，医反下之，心下即痞，当先治其吐涎沫，小青龙汤主之。涎沫止，乃治痞，泻心汤主之"。

咳喘、痰多清稀、吐涎沫是小青龙汤证的主症，表寒里饮是小青龙汤证的病因病机。"伤寒表不解，心下有水气"和"伤寒心下有水气"即明确指出了小青龙汤证的病机是外感寒邪、内有寒饮。小青龙汤证虽为表里同病，但以里饮为主，张仲景常运用小青龙汤治疗溢饮、支饮，而溢饮、支饮的共同病机是内有水饮、外无表证。

小青龙汤方中共有 8 味药，麻黄发汗解表，宣肺平喘，兼以利水；桂枝宣散寒邪，畅通阳气；干姜、细辛温肺化饮，半夏燥湿化痰；芍药配桂枝调和营卫；五味子敛肺止咳，并防诸药温散太过而耗散肺气；炙甘草缓和药性，益气和中。诸药合用而成解表化饮、止咳平喘之剂。小青龙汤的煎服法值得注意：八味药以水一升，先煮麻黄去上沫，纳诸药，煮取 300mL，去滓，分两次温服。

小青龙汤的功能主要是解表蠲饮、止咳平喘，主治风寒客表、水饮内停而致的恶寒发热、无汗、咳喘、痰多而稀、舌苔白滑、脉浮，以及溢饮，身体重痛，肌肤悉肿。小青龙汤是治疗外感风寒、内停水饮之证的效方，现常用于治疗慢性阻塞性肺疾病、支气管哮喘等属外感风寒、内有停饮者，临床可辨证加减。例如，哮喘辨证属冷哮，即表寒里饮证者，多素体阳虚，或由于病情演变，阴盛阳微，临床可以小青龙汤为主加减治疗。

十四、桂枝汤临床应用心悟

　　桂枝汤为太阳中风的代表方，主要针对太阳中风的表虚证（与麻黄汤的表实证相对而言）。《伤寒论》载"太阳病，发热，汗出，恶风，脉缓者，名为中风"，此为太阳中风证的辨证要点。《伤寒论》载"太阳中风，阳浮而阴弱。阳浮者，热自发，阴弱者，汗自出。啬啬恶寒，淅淅恶风，翕翕发热，鼻鸣干呕者，桂枝汤主之"，太阳病的病机为外邪袭表，卫阳不固，营阴外泄。外感风邪，卫阳与风邪交争于表，由于风为阳邪，与卫阳俱属阳，阳盛则热，故发热，即"阳浮者，热自发"。风性开泄，风邪与卫阳相搏，卫阳与风邪抗争于外，营阴失于固护，皆可致营阴不能内守而外泄，故汗出，即"阴弱者，汗自出"。风邪客于太阳，阻碍经气运行，不通则痛，且"伤于风者，上先受之""颠顶之上，唯风可到"，故头痛。卫表失固，不耐风袭，故恶风；风邪伤卫，卫阳失于"温分肉"，或风邪夹寒邪外袭，则恶风、恶寒。鼻为肺窍，风邪犯肺卫，肺气不利，故鼻鸣。正气抗邪于表，不能固护于里，里气失司，胃气上逆，故可出现呕恶、不欲食、便秘等；且手太阴肺经"还循胃口，上膈属肺"，肺气不利，易使胃气上逆作呕。正气抗邪于表，故脉浮而有力；风性开泄，致脉管弛张，且营阴外泄，使血脉空虚，故脉缓。

　　《伤寒论》载"太阳病，头痛，发热，汗出，恶风者，桂枝汤主之"。风寒束表，卫气趋于肌表抗邪，故脉浮；风寒束表，困扼营卫，营卫运行不畅，卫阳被郁，郁而化热，故发热；卫阳不足，风寒困扼卫阳，卫阳固摄功能减弱，无以紧闭肌腠而致汗出；卫气被外邪所遏，肌肤失于温煦，故恶风；风寒束表，营卫运行不畅，不通则痛，故头痛。

桂枝汤被后世医家吴谦誉为仲景"群方之冠""乃解肌发汗、调和营卫之第一方也"。桂枝汤的理法方药配伍是非常严谨的，由桂枝、芍药、甘草、生姜、大枣组成。方中桂枝配伍大枣、甘草，辛甘化阳，助阳实卫，温通经脉；芍药配伍甘草，酸甘化阴，养阴助营；甘草、大枣、生姜健脾和胃，化生气血，以助营实卫；桂枝配伍生姜，疏风散寒，解肌发汗，行卫畅营。综合桂枝汤方义分析可知，本方是针对风寒外袭、营卫虚弱、营卫运行不畅这一病机而组方的。疏风散寒以治营卫运行不畅，助营实卫以治营卫虚弱。

十五、三仁汤、黄芩滑石汤、藿朴夏苓汤祛湿作用临证心悟

三仁汤、黄芩滑石汤、藿朴夏苓汤分别出自《温病条辨》和《医原》，在临床中均广泛用于清热祛湿，但各有侧重，下面具体论述。

1. 三仁汤主治湿温之湿重热轻

三仁汤出自《温病条辨》，是治疗湿温初起、邪在气分、湿重于热的常用方剂。《温病条辨》载"头痛，恶寒，身重疼痛，舌白不渴，脉弦细而濡，面色淡黄，胸闷不饥，午后身热，状若阴虚，病难速已，名曰湿温。汗之则神昏耳聋，甚则目瞑不欲言；下之则洞泄；润之则病深不解。长夏、深秋、冬日同法，三仁汤主之"；"湿为阴邪，自长夏而来，其来有渐，且其性氤氲粘腻，非若寒邪之一汗即解，温热之一凉即退，故难速已。世医不知其为湿温，见

其头痛恶寒、身重疼痛也，以为伤寒而汗之，汗伤心阳，湿随辛温发表之药，蒸腾上逆，内蒙心窍则神昏；上蒙清窍则耳聋、目瞑、不言。见其中满不饥，以为停滞而大下之，误下伤阴，而重抑脾阳之升，脾气转陷，湿邪乘势内渍，故洞泄。见其午后身热，以为阴虚，而用柔药润之，湿为胶滞阴邪，再加柔润阴药，二阴相合，同气相求，遂有锢结而不可解之势。惟以三仁汤轻开上焦肺气，盖肺主一身之气，气化则湿亦化也"。

外感时令湿热之邪，或湿饮内停，再感外邪，内外合邪，均可酿成湿温。诚如《温热经纬》所载"太阴内伤，湿饮停聚，客邪再至，内外相引，故病湿热"。卫阳被湿邪遏阻，则见头痛、恶寒；湿性重浊，故见身重疼痛、肢体倦怠；湿热蕴于脾胃，运化失司，气机不畅，则见胸闷不饥；湿为阴邪，旺于申酉，邪正交争，故见午后身热。其证颇多疑似，每易误治，《温病条辨》中明示"三戒"：一者，不可见其头痛恶寒，以为伤寒而汗之，汗伤心阳，则见神昏耳聋，甚则目瞑不欲言；二者，不可见其中满不饥，以为停滞而下之，下伤脾胃，湿邪乘势下注，则为洞泄；三者，不可见其午后身热，以为阴虚而用柔药润之，湿为胶滞阴邪，再加柔润阴药，两阴相合，则有锢结不解之势。故治疗之法，惟宜宣畅气机、清热利湿。三仁汤中杏仁宣利上焦肺气，气行则湿化；白蔻仁芳香化湿，行气宽中，畅中焦之脾气；薏苡仁渗湿利水而健脾，使湿热从下焦而去；三仁合用，三焦分消，是为君药；滑石、通草、竹叶甘寒淡渗，加强君药利湿清热之功，是为臣药；半夏、厚朴行气化湿、散结除满，是为佐药。

2. 黄芩滑石汤主治湿温之湿热并重

黄芩滑石汤出自《温病条辨》，是治疗湿温病湿热并重证的常用方剂。《温病条辨》载"脉缓，身痛，舌淡黄而滑，渴不多饮，或竟不渴，汗出热解，继而复热，内不能运水谷之湿，外复感时令之湿，发表攻里，两不可施，误认伤寒，必转坏证。徒清热则湿不退，徒祛湿则热愈炽，黄芩滑石汤主之"。本方以黄芩苦寒清热燥湿；滑石、茯苓皮、通草、猪苓清利湿热；白蔻仁、大腹皮化湿利水，兼以畅气；诸药合用，共成宣气利小便之功，使气化则湿化，小便利则火腑通而热自清矣。

3. 藿朴夏苓汤主治湿温之邪在气分、表证较明显

藿朴夏苓汤出自《医原》，能宣通气机，化湿解表，主治湿温初起，邪在气分，表证较明显之证。方中淡豆豉、藿香芳化宣透以疏表湿，使阳不内郁；藿香、白蔻仁、厚朴芳香化湿；厚朴、半夏燥湿运脾，使脾能运化水湿，不为湿邪所困；再用杏仁开泄肺气于上，使肺气宣降，则水道自调；茯苓、猪苓、泽泻、薏苡仁淡渗利湿于下，使水道畅通，则湿有去路。

三仁汤、黄芩滑石汤与藿朴夏苓汤皆为治疗湿温病的常用方，藿朴夏苓汤以三仁、二苓配伍藿香、淡豆豉化气利湿兼以疏表，故主治湿温初起，表证较明显之证；三仁汤以三仁配伍滑石、淡竹叶于化气利湿之中佐以祛暑清热，故主治湿温初起，湿重热轻之证；黄芩滑石汤以黄芩配伍滑石、二苓，清热与利湿并用，故主治湿温邪在中焦，湿热并重之证。在临床应用中，应辨证使用清热祛湿方。

十六、桑杏汤、杏苏散、沙参麦冬汤润燥作用临证心悟

桑杏汤、杏苏散、沙参麦冬汤均出自《温病条辨》，是治疗燥邪的代表方剂，下面具体论述。

1. 桑杏汤主治外感温燥

桑杏汤是治疗外感温燥之邪、伤耗肺津之病的代表方剂，源自《温病条辨》一书，原文为"秋感燥气，右脉数大，伤手太阴气分者，桑杏汤主之"。本方由桑叶、杏仁、沙参、浙贝母、淡豆豉、栀皮、梨皮组成，方中桑叶轻宣燥热，杏仁宣利肺气、润燥止咳，二者共为君药；淡豆豉辛凉解表，助桑叶轻宣透热，浙贝母清化痰热，助杏仁止咳化痰，沙参润肺止咳生津，三者共为臣药；栀皮质轻而入上焦，清泄肺热，梨皮清热润燥、止咳化痰，二者均为佐药。诸药合用，外以轻宣燥热，内以凉润肺金，使燥热除而津复，则诸症自愈。本方诸药用量较轻，正如《温病条辨》所载"轻药不得重用，重用必过病所"。

2. 杏苏散主治外感凉燥

杏苏散是治疗外感凉燥之证的代表方剂，《温病条辨》载"燥伤本脏，头微痛，恶寒，咳嗽稀痰，鼻塞，嗌塞，脉弦，无汗，杏苏散主之"，本方由紫苏叶、半夏、茯苓、前胡、苦桔梗、枳壳、甘草、生姜、大枣（去核）、陈皮、杏仁组成。《温病条辨》载"方论：此苦温甘辛法也"，本方以紫苏叶、杏仁宣透凉燥之郁，桔梗、枳壳宣畅气机，前胡下气助肺肃降，半夏、陈皮、茯苓、甘草取二陈汤之意而化痰除湿，生姜、大枣调和诸药，诸药配伍，外可轻宣

凉燥，内可理肺化痰，使表解痰消，肺气和降，诸症可除。无汗，脉弦甚或紧者，可加辛温之羌活，微发其汗；汗后，咳不止者，为表凉退而里邪未除，则去走表之紫苏叶，加降里之紫苏梗；兼泄泻、腹满者，为金气太实之里证，故加苍术、厚朴之苦辛温；头痛，兼眉棱骨痛者，加白芷；热甚者，加黄芩，但泄泻、腹满者不用加黄芩。

3. 沙参麦冬汤主治燥伤肺胃阴分

沙参麦冬汤是清代名医吴鞠通为治疗温病后期燥伤肺胃阴分而创立的，堪称清养肺胃、生津润燥的代表方剂。《温病条辨》载"燥伤肺胃阴分，或热或咳者，沙参麦冬汤主之"。本方由沙参、玉竹、生甘草、冬桑叶、麦冬、生扁豆、天花粉组成，方中用沙参、麦冬为君，滋阴润肺、清热生津；玉竹甘平以养阴润燥，天花粉甘寒以清热生津，两药合用，生津止渴的功能倍增，二者共为臣药；扁豆、甘草益气培中、甘缓和胃，桑叶轻宣燥热、疏达肺络，三药用为佐使。诸药合用，共奏清养肺胃、生津润燥之效。近代医家何廉臣表示，凡燥伤肺胃气液，或热或咳者，投之辄效。

桑杏汤与杏苏散均可轻宣外燥，用于治疗外燥咳嗽。桑杏汤所主系外感温燥证，温燥外袭，肺津受灼，故以杏仁与桑叶为君，配伍清热润燥、止咳生津之品，所谓辛凉甘润法，意在轻宣温燥、凉润肺金，使燥热清而津液复，其症方除。杏苏散所主系外感凉燥证，凉燥外束，津液不布，故以杏仁与紫苏叶为君，配以宣肺化痰之品，所谓苦温甘辛法，意在轻宣凉燥、宣肺化痰，使肺气宣畅，则津液布散、肺燥自解。沙参麦冬汤主治温病后期燥伤肺胃阴分，津液亏损之证，方中沙参、麦冬清养肺胃，玉竹、花粉生津解渴，生扁豆、生甘草益气培中、甘缓和胃，配以桑叶轻宣燥热，合而成方，有清养肺胃、生津润燥之功。三方均是治疗燥邪的代表方剂，但临床应用中，应仔细辨别其临床表现，分清凉燥、温燥和燥伤肺胃的不同，正确选用方药。

十七、小柴胡汤临床应用心悟

陈云凤教授在治疗肺结节及慢性咳嗽时，若患者伴有寒热往来，多选用小柴胡汤加减治疗。下面结合《伤寒论》之少阳证具体论述。

"少阳之为病，口苦，咽干，目眩也"是少阳病的提纲，重点提示了少阳之经火气为病的基本病理特点及主要病证特征。足少阳胆经，主枢机而寓相火，其经脉起于目锐眦，且与肝经互为表里。邪犯少阳，枢机不利，胆火上炎则口苦；灼伤津液则咽干；胆热内郁，火热循经上扰，则头目昏眩。值得注意的是，口苦、咽干、目眩三症虽然充分反映了少阳病胆火上炎、灼伤津液、火气为病的特点，可以作为少阳病的辨证提纲，但并没有概括少阳病的所有类型，故临证之时，见此三症，虽可以确认为病在少阳，而具体论治还须结合其他临床表现，进一步确定。

《伤寒论》载"伤寒五六日中风，往来寒热，胸胁苦满，嘿嘿不欲饮食，心烦喜呕，或胸中烦而不呕，或渴，或腹中痛，或胁下痞鞕，或心下悸，小便不利，或不渴，身有微热，或咳者，小柴胡汤主之"。小柴胡汤证的辨证要点即少阳病八大症是往来寒热、胸胁苦满、心烦喜呕、嘿嘿不欲饮食、口苦、咽干、目眩、脉弦；病机是邪犯少阳，胆火内郁，枢机不利；治法是和解少阳，调达枢机。少阳受邪，枢机不利，正邪纷争，进退于表里之间，正胜则发热，邪胜则恶寒，邪正交争，互有胜负，则表现为寒去热来，寒热交替，休作有时；少阳之经，侧循胸胁，邪犯少阳，阻滞其经脉，经气不利，则见胸胁苦满；肝胆互为表里，胆气郁滞，疏泄失职，情志不达，则神情默默而寡言；胆为中正之官，胆火内郁，上扰心神则心烦；胆气内郁，木失疏土，脾失健运则不欲饮食；胆热犯胃，胃失和降则喜呕。

在临床实践中，肺结节及慢性咳嗽患者常常伴有焦虑症状，且以女性居多，此时可辨证运用小柴胡汤加减以治疗少阳证之往来寒热、胸胁苦满、默默不欲饮食、心烦喜呕等症，使患者原本阻滞的气机得以通畅调达，气行则津液得以布散、水道得以通条，气行则经行、血行，可使健脾益肺之药达其所归脏腑。脾为生痰之源，肺为贮痰之器，脾健肺强，则生痰无源、贮痰无器，故无以成痰凝；气机运行得畅则血行，故无以成血瘀。因此，肺结节之痰瘀互结证得缓。另外，陈云凤教授在治疗肺结节时还常辅以白花蛇舌草、半边莲、山慈菇等消肿散结之品，使部分肺结节得以缩小或消失，以达到治疗和控制肺结节的目的。

十八、二陈汤合三子养亲汤在肺系疾病治疗中的运用

二陈汤出自《太平惠民和剂局方》，为祛痰剂，具有燥湿化痰、理气和中之功效，主治湿痰证之咳嗽痰多、色白易咳、恶心呕吐、胸膈痞闷、肢体困重，或头眩心悸、舌苔白滑或腻、脉滑，正如《太平惠民和剂局方》所载"治痰饮为患，或呕吐恶心，或头眩心悸，或中脘不快，或发为寒热，或因食生冷，脾胃不和"。三子养亲汤出自《韩氏医通》，亦为祛痰剂，具有温肺化痰、降气消食之

功效，主治痰壅气逆食滞证之咳嗽喘逆、痰多胸痞、食少难消、舌苔白腻、脉滑。

　　肺病科的就诊患者中，以罹患慢性阻塞性肺疾病急性加重期、支气管哮喘急性发作、细菌性肺炎等疾病为主，若辨证为痰浊阻肺证，则可应用异病同治的原则，使用二陈汤合三子养亲汤加减治疗，可收到不错的效果。

　　二陈汤合三子养亲汤的用药包括半夏、陈皮、茯苓、甘草、紫苏子、莱菔子、白芥子、乌梅、生姜。在二陈汤中，半夏配陈皮是基本结构，半夏燥湿化痰，同时又能和胃降逆，针对湿痰、痰浊之气上逆是极其合适的；而陈皮能够理气化湿，痰乃湿聚而来，理气化湿则有助于消痰，体现了"治痰先治气，气顺痰自消"的临床思维。二陈汤中茯苓是佐药，茯苓健脾，有助于治疗生痰之源；茯苓又能渗湿，与半夏的燥湿、陈皮的化湿相结合，使湿去痰消，同时茯苓可以平冲降逆，有助于降痰气之上逆。三子养亲汤中，紫苏子降气平喘、温化寒痰，莱菔子消食导滞、降气化痰，白芥子性温，化痰。以上二方的配合，对于痰浊阻肺证的患者来说可谓是立竿见影。

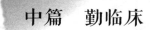

中篇 勤临床

本篇重点介绍了陈云凤教授长期临床工作中辨证论治呼吸系统疾病及一些疑难杂病的临证经验，特别是对中医药治疗呼吸系统疑难病（如肺纤维化、肺癌等）的独特见解。本篇以医案的形式，根据诊疗时间剖析疾病的变化和转归，并且在医案结尾加按语点评，以解析陈云凤教授遣方用药的理论依据和辨证论治的个人经验。

一、肺癌案（左肺腺癌术后）

姜某，女，59 岁，退休职员，2014 年 9 月 22 日初诊。

主诉：肺癌术后咳嗽、胸痛 5 个月。

患者籍贯是四川省乐山市，居住在四川省乐山市。患者于 5 个月前在四川大学华西医院被确诊为左肺腺癌并行左肺大部切除术，术后咳嗽，时有胸痛。患者因体弱不能坚持化疗，为寻求中医药术后调理，故来我院呼吸科门诊就诊。刻下症见咳嗽，咳痰，痰多、色白，时感胸痛不适，气促，心慌，胸闷，饮食睡眠可，二便调，舌淡红，苔白，脉细弱。

中医诊断：肺癌术后。

中医辨证：肺气虚损，痰瘀互结。

西医诊断：左肺腺癌术后。

辨证论治：肺癌术后，正气不复，肺气虚损，外邪侵袭，易致肺失宣肃，故见咳嗽、咳痰；肺气上逆，故见咳嗽、气促；痰瘀互结，不通则痛，故见胸痛不适；肺气虚损，无力鼓动脉气，故见脉细弱；舌淡、苔白、脉细弱为肺气虚之征象。法当补肺益气、化痰祛瘀，选用补肺汤、二陈汤合金铃子散加减治疗。

处方：太子参 30g，熟地黄 15g，桑白皮 30g，黄芪 40g，紫菀 15g，五味子 10g，醋延胡索 20g，川楝子 15g，炒白芥子 20g，麦冬 20g，麸炒枳壳 20g，陈皮 10g，法半夏 15g，茯苓 10g，白花蛇舌草 30g，白术 20g。共 6 剂。

煎服法：将上药 1 剂入砂罐，取生水 500mL，浸泡半小时后大火煮至水沸，中火煎煮约 15 分钟，共煎 3 次，每次取汁约 100mL，每日 1 剂，分 3 次温服，每次 100mL。

嘱其注意饮食宜清淡、有营养且易消化，忌食辛辣之品，慎起居，避风寒，调情志，保持心情舒畅。

二诊（2014 年 9 月 30 日）：患者服用前方后，咳嗽、咳痰及胸痛减轻，时有气促，二便尚可，舌淡，苔白，脉细。效不更方，继用前方加山茱萸 30g 以补肾纳气，鸡血藤 30g 以活血化瘀。共 15 剂，煎服法和饮食禁忌同前。

三诊（2014 年 10 月 16 日）：患者服用前方半个月后，咳嗽、咳痰明显减轻，偶有胸痛、气促，二便可。效不更方，继服前方 10 剂。

患者因距离医院较远，自行间断服用上方治疗，今年曾到我门诊复诊，至今病情较为稳定。

按语：肺癌属于中医学"肺积""息贲""肺疽"等病证的范畴。《难经》早在两千年前就提出"肺之积名曰息贲"，后《东医宝鉴》提出"痈疽发于内者，当审脏腑。如中腑隐隐而痛者肺疽，上肉微起者肺痈也"，以"疽"字论定了肺癌的恶变性质。《杂病源流犀烛》载"邪积胸中，阻塞气道，气不宣通，为痰，为食，为血，皆得与正相搏，邪既胜，正不得而制之，遂结成形而有块"，对肺癌形成的病理机制做了精辟的论述。李中梓在《医宗必读》中论述"积"的病因时指出"积之成者，正气不足，而后邪气踞之"。张景岳则认为"虚弱失调之人，多有积聚之病"，正气虚损，阴阳失调，邪毒乘虚入肺，肺失宣降，气机不利，血行不畅，津液失于输布，聚而为痰，痰凝气滞，瘀阻脉络，致使痰气血瘀胶结，日久而成肺积。中医学对本病病因病机的认识，经过历代医家的不懈探索和总结，已渐成体系。正气不足、脏腑功能失调是肿瘤发生的主要内因，其发病主要是由肺肾正虚，痰浊、瘀血、癌毒等病理邪气侵袭所致，表现为肺气宣降失常，肾固精、纳气功能失调，有形的癥结内聚，癌毒浸淫和扩散。

辨证论治是中医临床的核心原则，是诊疗任何疾病都离不开的法则。肺癌的辨证论治需要注意兼顾扶正和祛邪，以及抑瘤和免疫抗瘤的多方位、多靶向、多层次治疗，同时注意防传变、防转移。肺癌术后也需在辨证的基础上固护正气、扶正祛邪，本病案抓住肺癌术后病久必有肺脾气阴亏虚的病因病机，采用补肺益气、化痰祛瘀进行术后调理，其效显著。对肺癌患者采用优势互补的中西医结合治疗，可显著提高患者的生存质量。肺癌术后，中医药的全程治疗，可使患者脏腑功能保持良好的状态，以达到延长寿命、提高生活质量的目的。肺癌术后的调理是长期的过程，因此，需要长期坚持中医药治疗，不可采用急功近利的策略。

二、肺癌案（右肺上叶腺癌术后）

黄某，64 岁，退休干部，2020 年 12 月 22 日初诊。

主诉：肺癌术后咳嗽 1 个月。

患者籍贯是四川省成都市，2020 年 9 月 8 日在成都市第二人民医院行胸部 CT 提示右肺尖片状密度增高影，较上次略增大，密度不均匀，左肺尖及左肺下叶慢性感染灶。2020 年 9 月 29 日在四川大学华西医院行胸部 CT 提示胸部结节增大到 3.2cm×1.6cm。患者无明显咳嗽及其他不适，为求进一步治疗于我院行外科手术治疗，术后确诊为右肺上叶腺癌 $T_{2a}N_0M_0$ 期。肺癌术后出现咳嗽，持续 1 个月，为寻求中医药术后调理，故来我院呼吸科门诊就诊。刻下症见咽痛、咳嗽、痰少、声嘶、汗少，无畏寒、发热，面色淡白无华，双目乏神，形体较瘦，纳可，二便可，舌红，苔白腻，脉滑。查体示双肺呼吸音粗。

中医诊断：肺癌术后。

中医辨证：气阴两虚，痰浊阻滞。

西医诊断：右肺上叶腺癌术后。

辨证论治：患者术后体虚，外邪易乘虚而入，客邪留恋不去，肺主气功能失常，以致肃降无权，肺气上逆而作咳；肺脏上通咽喉，肺气不足，故发声无力而声嘶，即"金破不鸣"；肺气虚而咳吐无力，故痰黏难出；体瘦之人多气火有余，且阴虚较多，患者肺肾阴虚、虚火上炎，咽喉又为经脉循行交汇之处，故出现咽痛；舌红、苔白腻、脉滑为痰浊阻滞的表现。法当燥湿化痰，滋阴降火，利咽止咳。选用二陈汤、三子养亲汤合玄麦甘桔汤加减治疗。

处方：法半夏 10g，陈皮 10g，茯苓 10g，甘草 5g，炒紫苏子 10g，炒白芥子 15g，马勃 6g，玄参 20g，麦冬 15g，桔梗 10g，木蝴蝶 15g，矮地茶 30g，姜厚朴 10g，桃仁 15g，白术 15g，防风 10g。6 剂，每日 1 剂，分两次温水冲服，每次 300mL。

另予热痰合剂，每日 3 次，每次 10mL；润肺止咳胶囊，每日 3 次，每次 3 粒；乙酰半胱氨酸片，每日 2 次，每次 1 片。

二诊（2020 年 12 月 29 日）：患者服药后咽痛、咳嗽较前有所减轻，仍有少量痰，声哑，汗少，无畏寒、发热，纳差，大便干，舌红，苔白腻，此为久病气虚夹痰、痰浊仍在。辨证为肺气亏虚、痰浊阻滞，治当益气化痰、降气止咳。前方去马勃、玄参、桔梗、木蝴蝶，加人参10g、砂仁10g、枇杷叶15g、升麻5g、炒瓜蒌子10g、炒麦芽30g，以益气、健脾、祛痰，共6剂。

三诊（2021年1月5日）：患者服药后咳嗽、声嘶改善，时有上腹隐痛，痰少，汗少，无畏寒、发热，纳差，二便可，舌红，苔白，此为久病气虚夹痰、痰浊仍在。胃纳欠佳，气血生成减少，气血亏虚，不荣则痛，可见腹痛隐隐。辨证为肺脾亏虚、痰浊阻滞，治当益气健脾化痰、降气止咳。前方去升麻、砂仁，加延胡索15g、白术15g、防风10g、黄芪20g，以补肺、健脾、止痛，共6剂。

四诊（2021年1月13日）：患者诸症均有所缓解，但仍时有上腹隐痛，继用前方去枇杷叶，加香附10g以行气化痰，共6剂。

五诊（2021年1月19日）：患者咳嗽减轻，时有呛咳，上腹隐痛缓解，咽干、无痰，声嘶改善，纳可，大便干结，舌红，苔薄黄，脉滑。前方去瓜蒌子、延胡索，加火麻仁30g、白蔻仁10g，以润肠通便、燥湿，共6剂。

按语：癌病的主要病机是痰瘀郁毒，阴伤气耗，虚实夹杂，气郁为先。癌病是一种全身属虚，局部属实的疾病。由于瘤体耗伤人体气血津液，多可出现阴伤、气虚、气血亏虚、阴阳两虚等病机转变，并非一成不变，肺癌之本虚以阴虚、气阴两虚多见，标实以气滞、瘀血、痰浊多见。本病案中的患者以气阴两虚为主，兼夹痰浊，治疗当攻补兼施，并且根据病情动态变化不断调整方药，以期扶正祛邪，切中病机。

三、肺癌案（右肺中分化腺癌术后）

姜某，女，59 岁，退休职员，2011 年 9 月 22 日初诊。

主诉：肺癌术后咳嗽、咳痰 4 个月。

患者是籍贯是四川省成都市，居住在四川省乐山市，居住环境安静适宜，平素活动少。2011 年 5 月，患者被发现右肺下叶有包块，在乐山市某医院行右肺大部切除术，术中病理检查结果提示右肺下叶中分化腺癌（肿瘤大小 2.4cm×2.6cm×3cm），伴片状坏死。术后化疗 3 次，但因身体状况差不能继续化疗，化疗结束后胸部增强 CT 示右肺上叶见条索状密度增高影，肺癌术后改变，余肺未见异常。患者术后咳嗽、咳痰明显，时感胸部闷痛不适、气促、心悸，每遇劳累后加重，在当地服药治疗效果不佳。为寻求进一步治疗，故来我院呼吸科门诊就医。刻下症见咳嗽，咳痰，痰多、色白，时感胸部闷痛不适，偶有痰中带血，气促，心悸，纳差，眠可，二便调，舌淡红，苔白腻，脉细、虚数无力。

中医诊断：肺癌术后。

中医辨证：肺肾两虚。

西医诊断：右肺中分化腺癌术后。

辨证论治：肺癌术后，正气未复，肺气虚损，外邪侵袭，易致肺失宣肃，故见咳嗽、咳痰；肺气上逆，故见咳嗽、气促；肺气宣肃失调，气滞血瘀，不通则痛，故见胸部闷痛不适；肺气虚损，无力鼓动脉气，故见心悸、脉细虚数无力；舌淡、苔白腻为肺脾气虚夹痰湿之征象。法当补肺益肾、益气养阴，兼以清肺泄热，选用生脉散合补肺汤加减治疗。

处方：太子参 30g，黄芪 40g，生地黄 10g，五味子 10g，桑白皮 30g，醋延胡索 20g，炒白芥子 20g，麦冬 20g，麸炒枳壳 20g，陈皮 10g，蜜枇杷叶 20g，酒黄芩 15g，白花蛇舌草 30g，川楝子 10g，鸡血藤 30g，白术 20g，山茱萸 30g，竹茹 30g。共 5 剂。

煎服法：将上药 1 剂入砂罐，取生水 800mL，浸泡半小时，中火煮沸后煎煮约 15 分钟，共煎 3 次，每次取汁约 100mL，每日 1 剂，分 3 次饭后半小时温服，每次 100mL，连服 5 剂。

嘱其注意饮食宜清淡、易消化，忌食肥厚油腻之品，也不宜食咸菜、火锅等辛辣之品。

二诊（2011 年 9 月 30 日）：患者服用前方后，咳嗽减轻，痰量减少，时有呛咳，偶有痰中带血，时感咽部不适，二便尚可，舌淡，苔白腻，脉细数，辨证为肺肾两虚、虚火夹痰。法当补肺益肾、益气养阴、清火化痰，前方加马勃 15g 以清肺利咽，血余炭 30g 以收敛止血。6 剂，煎服法和饮食禁忌同前。

三诊（2011 年 12 月 27 日）：患者服用前方后，咳嗽、咳痰、气促、胸痛诸症均减轻，自行间断服前方 3 个月后再次就诊，诉咳嗽减轻，痰少，牙龈疼痛 3 天，胸背疼痛，潮热盗汗，眠差，时有腹胀，二便可，察其神略差，舌淡红，苔白腻，脉细数，此为肺肾两虚兼虚火上炎。法当补肺益肾、益气养阴，兼以泻肺清热，选用生脉散、补肺汤合泻白散加减治疗。

处方：太子参 30g，麦冬 20g，五味子 10g，黄芪 40g，白术 20g，生地黄 10g，桑白皮 30g，地骨皮 30g，川楝子 10g，醋延胡索 20g，炒白芥子 20g，麸炒枳壳 20g，陈皮 10g，蜜枇杷叶 20g，酒黄芩 15g，白花蛇舌草 30g，鸡血藤 30g，马勃 15g，山茱萸 30g，竹茹 30g，薏苡仁 30g，浮小麦 40g，建神曲 20g，甘草 6g。共 5

剂。

煎服法：将上药 1 剂入砂罐，取生水 800mL，浸泡半小时，大火煮沸，中火煎煮约 15 分钟，共煎 3 次，每次取汁约 100mL，每日 1 剂，每日 3 次，饭后半小时服，每次 100mL。

患者服上药后，诸症基本消失，为巩固疗效，自行按处方取药 3 次，共 15 剂，水煎服，服药后一般情况好，无咳嗽、咳痰、痰中带血等症状，胸痛、气促明显减轻。此后在我门诊处间断治疗至今，患者一般情况较好，未见癌病复发等。

按语：肺癌在中医古籍中未见记载，临床与"肺岩""肺积"等相似。其发病主要是肺肾正虚，痰浊、瘀血、癌毒等病理邪气侵袭所致，表现为肺气宣降失常，肾固精、纳气功能失调，有形的癥结内聚，癌毒的浸淫和扩散。临床诊疗时，首先要谨守病机、辨证论治，这也是中医临床的核心原则。肺癌的辨证论治需要注意兼顾扶正和祛邪，以及抑瘤和免疫抗瘤的多方位、多靶向、多层次治疗，同时注意防传变、防转移。肺癌术后也需在辨证的基础上固护正气、扶正祛邪，防止癌病的转移。

本病案患者为中年女性，初诊时是肺癌术后 4 个月，邪实正虚，患者咳嗽、咳痰明显，时感胸部闷痛不适、气促、心悸，每遇劳累后加重，中医辨证为肺肾两虚，故予以生脉散合补肺汤加减治疗。生脉散的功效是益气生津、敛阴止汗，是治疗气阴两虚证的常用方，《医学启源》载其"补肺中元气不足"。《医方集解》载"肺主气，肺气旺则四脏之气皆旺，虚，故脉绝短气也。人参甘温，大补肺气为君；麦冬止汗，润肺滋水，清心泄热为臣；五味酸温，敛肺生津，收耗散之气为佐。盖心主脉，肺朝百脉，百脉皆朝于肺，补肺清心，则气充而脉复，故曰生脉也。夏月炎暑，火旺克金，当以保肺为主，清晨服此，能益气而祛暑也"。补肺汤可补肺益肾、清火化痰，主劳嗽。主治肺肾两虚，日晡发热，自汗、盗汗，痰多喘逆者；或虚劳短气自汗，时寒时热，易于感冒，舌色淡，脉软无力者。

二诊时，肺肾得补，但虚火尚在，辨证为肺肾两虚、虚火夹痰，治当补肺益肾、益气养阴、清火化痰，效不更方，前方加马勃15g 以清肺利咽，血余炭 30g 以收敛止血。三诊时患者咳嗽、咳痰、气促、胸痛诸症均减轻，痰少，出现牙龈疼痛、胸背疼痛、潮热盗汗、眠差等症状，舌淡红，苔白腻，脉细数，辨证为肺肾两虚兼虚火上炎，法当补肺益肾、益气养阴兼以泻肺清热，选用生脉散、补肺汤合泻白散加减治疗。泻白散出自《小儿药证直诀》，肺主西方，属金，其色应白，"泻白"即泻肺也。李时珍云："此泻白散乃泻肺诸方之准绳也。"王子接曰："肺气本辛，以辛泻之，遂其欲也。遂其欲当谓之补，而仍云泻者，有平肺之功焉。"本方中桑白皮清泻肺热，止咳平喘；地骨皮泻肺中伏火，并退虚热；粳米、炙甘草养胃和中。诸药同用，泻肺平喘而不伤正，实属清泻肺中伏热之良方，故名曰"泻白散"。

本病案的确切疗效，便是抓住了肺癌术后，病久多有肺肾气阴两虚、阴虚火旺的特点，采用补肺益肾、清火化痰进行术后调理，其效果然，显著提高了患者生存质量。对肺癌术后患者采用中医药全程治疗，可使患者脏腑功能保持良好的状态，以达到延长寿命、提高生活质量的目的。肺癌术后的调理是长期的过程，因此。需要长期坚持中医药治疗，不可采用急功近利的策略。

四、肺痿案（肺间质纤维化）

【验案 1】

王某，女，58 岁，居民，2014 年 6 月 15 日初诊。

主诉：阵发性呛咳 3 个月，加重伴气促 1 周。

患者籍贯是四川省彭州市，居住在四川省彭州市，居处稍潮湿，环境较吵闹。患者 3 个月前无明显诱因出现阵发性呛咳，痰少而黏，无畏寒、发热，无胸痛、咳血、气促等症状，活动时或言谈中可诱发剧烈呛咳，经休息可逐渐缓解，通过血沉、肿瘤标志物、免疫球蛋白、免疫指标、风湿指标、痰检、结核菌素试验、胸部 X 线片、胸部 CT、喉镜、纤支镜等多项检查，排除肺炎、肺结核、肿瘤，胸部 CT 提示双肺下野基底部呈网状、磨玻璃样改变及高密度影，肺功能检查提示中度通气功能障碍。确诊为双肺间质纤维化，先后给予抗炎、止咳及口服泼尼松治疗均无明显效果，故来本院门诊请求中医治疗。刻下症见呛咳无痰，言语常被呛咳打断，稍活动即引起呛咳，时有气促，口干，纳可，多汗、二便调，舌红，苔薄黄，脉细数。

中医诊断：肺痿。

中医辨证：肺肾两虚，气阴耗伤。

西医诊断：双肺间质纤维化。

辨证论治：邪气犯肺，损伤肺络，耗伤气阴，肺失宣肃，故呛咳时作；病久肺气耗伤，日久及肾，故见气促；肺气虚则肌表不固，故见多汗。口干、舌红、脉细数为肺肾阴亏虚热之象。辨证为肺肾两虚、气阴耗伤，法当益气养阴、化痰止咳，选用沙参麦冬汤合定喘汤加减治疗。

处方：黄芪20g，白术15g，沙参10g，麦冬20g，百合15g，白芍15g，百部15g，蜜麻黄6g，炒白果10g，黄芩15g，知母15g，川贝母15g，炙枇杷叶15g，款冬花10g，地龙10g。共10剂。

煎服法：将上药1剂入砂罐，取生水800mL，浸泡半小时，大火煮沸，中火煎煮约15分钟，共煎3次，每次取汁约100mL，每日1剂，分3次饭后半小时温服，每次100mL，连服10剂。服药后若出现大便略稀属正常现象。

嘱其忌食肥肉厚味之品，也不宜食咸菜、火锅等辛辣之品。

二诊（2014年6月26日）：患者服药10剂后，呛咳有所减轻，汗出减少，效不更方，上方加矮地茶30g以止咳，红景天30g以益气活血、通脉平喘，继服10剂。

三诊（2014年7月8日）：患者咳嗽、气促基本缓解，汗少，口不干，上方继服10剂，巩固疗效。

3个月后随访，患者偶有咳嗽，无明显气促、口渴等症状。

按语：肺痿系指咳嗽日久不愈，肺气受损，津液耗伤，肺叶痿弱，临床表现为气短、咳吐浊唾涎沫，特点是反复发作。肺痿之病名，始见于《金匮要略》"寸口脉数，其人咳，口中反有浊唾涎沫者何？师曰：为肺痿之病"，并对其病因病机及治疗做了初步论述"肺痿吐涎沫而不咳者，其人不渴，必遗尿，小便数，所以然者，以上虚不能制下故也。此为肺中冷，必眩，多涎唾，甘草干姜汤以温之"。《备急千金要方》将肺痿分为热在上焦和肺中虚冷，治疗肺中虚冷者用甘草干姜汤、甘草汤，治疗热在上焦用生姜甘草汤方。《证治准绳》指出"久嗽咳血成肺痿"，《证治汇补》指出"久嗽肺虚，寒热往来，皮毛枯燥，声音不清，或嗽血线，口中有浊唾涎沫，脉数而虚，为肺痿之病。因津液重亡，火炎金燥，如草木亢旱而枝叶萎落也。治宜养血润肺，养气清金。初用二地二冬汤以滋阴，后用门冬清肺饮以收功"。可见肺痿的主要临床表现是咳吐浊唾涎沫及久咳、毛皮枯燥等，并且分为肺中虚冷及肺中燥热两种类型，治疗也有温阳散寒和滋阴润燥两种不同的方法及方药。

本病的成因及转归，巢元方在《诸病源候论》中做了进一步论述，如"肺主气，为五脏上盖。气主皮毛，故易伤于风邪。风邪伤于腑脏，而血气虚弱，又因劳役、大汗之后，或经大下而亡津液，津液竭绝，肺气壅塞，不能宣通诸脏之气，因成肺萎也……咳唾咽燥，欲饮者，必愈。欲咳而不能咳，唾干沫而小便不利者，难治"。

本病属于疑难杂症，尚无有效的西药，中医治疗值得尝试和观察。要坚持中医辨证论治的思想，运用望、闻、问、切四诊，执简驭繁，把握疾病的实质，做出正确的判断。中医治疗主要有温阳或滋阴两个大法。本病案方中用黄芪、白术、沙参、麦冬、百合、白芍、黄芩、知母、川贝母、百部、枇杷叶、款冬花清肺止咳化痰，更加蜜麻黄开宣肺气，白果敛肺止咳，地龙平喘。此外，除了肺痿急性期的治疗，肺痿缓解期的治疗亦非常重要，其可以减少本病的复发，保护已受损的肺功能，是中医治未病的体现，也是中医药的治疗优势。

【验案 2】

刘某，男，63 岁，退休干部，2015 年 1 月 23 日初诊。

主诉：反复阵发性呛咳 2 年，气促 1 年，加重 5 天。

患者籍贯是四川省成都市，2 年前无明显诱因出现阵发性呛咳，咳浊唾涎沫，无胸痛、咳血，气促逐渐加重，活动时或言谈中可诱发剧烈呛咳，经休息可逐渐缓解，通过血沉、肿瘤标志物、免疫球蛋白、痰检、结核菌素试验、胸部 X 线片、胸部 CT、喉镜、纤支镜等多项检查，排除肺炎、肺结核、肿瘤等，胸部高分辨 CT 提示肺间质纤维化，肺功能检查提示弥散功能障碍。先后在多家医院给予抗炎、止咳及口服泼尼松等治疗均无明显效果，故至本院门诊寻求中医治疗。刻下症见呛咳无痰，言语常被呛咳打断，稍活动即引起呛咳，气促，咳浊唾涎沫，口干，纳可，多汗，二便调，舌红，苔少，脉细数。

中医诊断：肺痿。

中医辨证：肺肾气阴两虚。

西医诊断：肺间质纤维化。

辨证论治：久病肺虚，肺不主气，日久及肾，肾不纳气，故见气促；口干、多汗、舌红、苔少、脉细数为肺肾气阴两虚之征象。法当益气养阴、降逆下气，选用麦门冬汤合生脉散加减治疗。

处方：麦冬 40g，半夏 10g，太子参 30g，甘草 6g，粳米 30g，大枣 10g，五味子 10g，黄芩 15g，知母 15g，川贝母 6g，炙枇杷叶 20g，矮地茶 30g，地龙 15g，穿山甲 15g。共 6 剂。

煎服法：将上药 1 剂入砂罐，取生水 800mL，浸泡半小时，大火煮沸，中火煎煮约 20 分钟，共煎 3 次，每次取汁约 100mL，每日 1 剂，分 3 次饭后半小时温服，每次 100mL，连服 6 剂。

嘱其忌食辛辣厚味之品，避风寒，慎起居，调情志。

二诊（2015 年 1 月 30 日）：患者服药 6 剂后，呛咳、气促有所减轻，口干缓解，汗出减少，效不更方，上方加石斛 30g 以养阴，鸡血藤 30g 以活血通络，继服 14 剂。

三诊（2015 年 2 月 23 日）：患者呛咳、气促显著缓解，口干、多汗已不明显，嘱继服上方14剂，后予金水宝胶囊加补肺活血胶囊口服以巩固疗效。

3个月后随访，患者无明显咳嗽，活动后轻微气促，余症消失。

按语：本病属于疑难杂症，且预后较差，临床治疗颇为棘手。根据四诊合参，本病案患者考虑为肺肾气阴两虚证，故法当益气养阴、降逆下气，选用麦门冬汤合生脉散加减治疗。麦门冬汤出自《金匮要略》，功效为清养肺胃、降逆下气，主治肺胃津伤、虚火上炎所致的虚热肺痿，症见咳唾涎沫、气逆而喘、咽干口燥、舌干红少苔、脉虚数。方中重用麦冬滋养肺胃、清降虚火，为君；人参益气生津，为臣；半夏降逆化痰，为佐；甘草、大枣、粳米益胃气、生津液，为使。诸药合用，使肺胃气阴得复，则虚火平、逆气降、痰涎清、咽喉利，咳喘自愈。本病案中合用生脉散以加强益气生津、敛阴止汗之功效；另加黄芩、知母以清虚热，川贝母、炙枇杷叶、矮地茶以化痰止咳；因肺痿为络病，加虫类药通络治疗效更佳，故加地龙、穿山甲以通络。

二诊时在治疗得效的基础上继用前法，上方加石斛30g以养阴、鸡血藤30g以活血通络。三诊时症状已显著缓解，故嘱继服上方14剂，后予金水宝胶囊加补肺活血胶囊口服巩固疗效以善后。

目前肺纤维化的治疗尚处于探索阶段，西药治疗效果多不明显，中药治疗值得进一步探索。

五、肺痿案（慢性阻塞性肺疾病合并肺间质纤维化）

陈某，男，73岁，退休职员，2020年7月15日初诊。

主诉：反复咳嗽、咳痰10余年，心悸、气促1年，加重3

个月。

　　患者籍贯是江苏省，10 余年前开始出现反复咳嗽、咳痰，每年累计时间超过 3 个月，每遇冬季或气候变化则易受凉发作，自服抗生素或感冒药好转（具体不详）。1 年前患者在上述症状的基础上出现心累、气促，活动后明显，间断出现双下肢水肿。曾多次住院治疗，经相关检查诊断为"慢性阻塞性肺疾病"，经抗感染、祛痰、解痉平喘治疗后好转，患者平素吸入信必可都保吸入剂（布地奈德福莫特罗粉吸入剂）、噻托溴铵等药物（具体剂量不详）。2020 年 3月发现双肺间质纤维化，先后在宜宾市第一人民医院、四川大学华西医院、成都市第二人民医院住院治疗，经对症治疗后好转出院。既往曾在北京安贞医院行"三尖瓣成形＋射频消融术"。为寻求中医治疗，故来本院门诊就诊。刻下症见痰少，时有咳嗽，心悸，气促，畏寒轻，无发热，纳可，二便可，舌红，苔薄白，脉滑。查体示双肺底可闻及 Velcro 啰音。

　　中医诊断：肺痿。

　　中医辨证：肺肾亏虚，痰瘀阻络。

　　西医诊断：肺间质纤维化，慢性阻塞性肺疾病，慢性肺源性心脏病，三尖瓣成形术后，心房纤颤，双房左室增大，肺动脉高压（轻度）。

　　治法：补肺益肾，化痰逐瘀。

　　处方：补肺汤加减。

　　人参 9g，蜜桑白皮 30g，黄芪 30g，五味子 6g，熟地黄 10g，紫菀 10g，茯苓 20g，北柴胡 15g，姜厚朴 10g，白芷 15g，羌活 15g，细辛 3g，川芎 10g，甘草 6g，炒白芥子 15g，山茱萸 30g。

　　煎服法：将上药 1 剂入砂罐，取生水 800mL，浸泡半小时，大火煮沸，中火煎煮约 12 分钟，共煎 3 次，每次取汁约 100mL，每日 1 剂，分 3 次饭后半小时温服，每次 100mL，连服 3 剂。

二诊（2020 年 7 月 20 日）：患者服用上方后咳嗽、咳痰症状明显减轻，气促症状稍好转，活动后仍心悸、气促明显，无畏寒、发热，纳可，二便可，舌红，苔薄白，查体示双肺底可闻及 Velcro 啰音。初诊方药有效，患者咳嗽、畏寒减轻，故易白芷、羌活、细辛、川芎为鸡血藤、丝瓜络、当归、白术、防风、山药以加强活血化瘀、补益肺脾的功效。

处方：人参 9g，蜜桑白皮 30g，黄芪 30g，五味子 6g，熟地黄 10g，紫菀 10g，茯苓 20g，北柴胡 15g，姜厚朴 10g，鸡血藤 30g，丝瓜络 30g，当归 10g，白术 15g，甘草 6g，炒白芥子 15g，山茱萸 30g，防风 10g，山药 20g。

煎服法同上。嘱其可在家中长期低流量吸氧治疗。

三诊（2020 年 8 月 28 日）：患者心悸、气促症状明显好转，偶有咳嗽、咳痰，本次就诊时随身携带制氧机，纳可，二便可，舌红，苔白腻，脉滑。患者症状缓解明显，在二诊方药的基础上去桑白皮、紫菀、柴胡，加用竹茹、炒葶苈子、大枣以祛痰。

门诊随访，病情控制可，继续巩固治疗。

按语：近年来研究发现，慢性阻塞性肺疾病的终末期，在肺气肿的病理改变中兼有逐渐增多的纤维样改变，会加重慢性阻塞性肺疾病的病情，增加治疗难度。这说明纤维化是慢性阻塞性肺疾病病程进展中的一种可能病理结局，常持续进展，并进行性加重。慢性阻塞性肺疾病属中医学"肺胀"的范畴，肺间质纤维化属中医学"肺痿""肺痹"的范畴，慢性阻塞性肺疾病合并肺间质纤维化暂无统一的中医认识，有学者认为其可称为"肺闭"，即肺之气道闭塞、肺之血络闭阻、肺之功能萎闭。久病肺虚，痰浊毒聚，痹阻气道，络闭肺萎，致肺气升降失调，肺气久留肺间，遇外邪诱发则病情加重，久之则气行不畅、津聚为痰、血停为瘀，痰瘀毒邪闭损脉络，则憋喘、咳嗽进行性加重，肺津大亏、肺失濡养、肺叶枯萎，则胸部胀满憋闷、喘息上气、活动后加重的同时，常出现咳吐浊唾涎沫、喘促等症状。其病位在肺，与脾肾关系密切。肺脏损伤，日久致肺气虚弱，气虚伤阳，进而伤阴，阴血暗耗，肺之气血阴阳俱虚，气还肺间，肺络闭阻，肺叶失去濡养而枯萎。"脾为生痰之源，肺为储痰之器"，肺与脾关系密切，脾气虚弱则脾之运化失常，津液运化异常，从而导致痰浊内生，水谷精微不能上输濡养肺脏，则肺气升降功能减弱，肺主治节的功能亦减弱，从而出现津停痰聚、血停瘀结、痰瘀阻络。肾为先天之本，主纳气，久病及肾，肾气虚弱，摄纳失司，纳气无力，则见呼吸表浅、气促无力。

　　本病案患者久病肺虚，肺气失宣，故见咳嗽；久病及肾，肾失摄纳，故见气促。肺气虚弱可致肺气郁闭，继而出现痰湿阻滞、气滞血瘀之候，与此同时，痰浊、瘀血停滞于内又可加重肺气痹阻，故见胸闷。法当补肺益肾、化痰逐瘀，选用补肺汤加减治疗。

六、肺络张案（支气管扩张症）

【验案 1】

古某，女，62 岁，农民，2012 年 11 月 14 日初诊。

主诉：间断咯血 4 年，复发伴胸痛 2 天。

　　患者居住在四川省成都市双流区桂花乡，4 年前无明显诱因出现咳嗽，咯血、量少、色鲜红，无胸痛、胸闷，无潮热、盗汗，无头晕、头痛等症状，未接受任何治疗，后自行好转。2 天前患者受凉后再次出现咯血，量约 20mL，色鲜红，伴右侧前胸痛，咳嗽，咳脓痰、量多，气急，发热，无头晕、头痛，无潮热、盗汗，无心悸，无心前区压榨感，院外未接受治疗。今就诊于我院门诊，查胸部 CT 示右肺中叶、左肺下叶支气管扩张症并感染；右肺下叶改变，目前考虑感染，建议治疗后复查，排除占位性病变；双肺及右侧胸膜小结节，性质待定。为进一步诊疗，今收入我科住院。刻下症见咳嗽，咳脓痰、量多、痰中带血，胸闷作痛，气急，发热，烦躁不安，神疲，胃纳略差，二便可，舌质红，苔黄，脉弦数。暂不予西医止血药，给予头孢美唑抗感染，结合中药治疗。

中医诊断：肺络张。

中医辨证：痰热蕴肺。

西医诊断：右肺中叶、左肺下叶支气管扩张症并感染。

治法：清热利痰，凉血止血。

处方：自拟"支扩Ⅱ号方"加减。

石膏 30g，苇茎 40～60g，薏苡仁 12g，冬瓜仁 15g，桔梗 15g，黄芩 15g，血余炭 30g，茜草炭 30g，桑白皮 30g，杏仁 15g，知母 15g，太子参 20g。

煎服法：将上药 1 剂入砂罐，取生水 600mL，浸泡半小时，大火煮沸，中火煎煮约 15 分钟，共煎 3 次，每次取汁约 150mL，每日 1 剂，分 3 次服用，每次 150mL，连服 6 剂。

嘱其忌食辛辣厚味之品，避风寒，慎起居，调情志。

二诊（2012 年 11 月 21 日）：患者服用前方 6 剂后咳嗽减轻，咯血止，痰量减少，咳白黏痰，胸闷缓解，神疲肢倦明显减轻，纳可，二便可。守上方去茜草炭、石膏，继服 6 剂，煎服法及调护同前。

三诊（2012 年 11 月 30 日）：患者咳嗽止，咯血停，神疲肢倦消失，纳可，二便调。效不更方，继用二诊方加麦冬 15g、藕节 30g，6 剂，水煎服。

服药后 3 个月随访，患者未再咯血，病情控制良好。

按语：支气管扩张症是一种肺组织结构破坏性疾病，临床表现为慢性咳嗽、咳痰量多、咳吐脓痰和反复咯血，属于中医学"肺络张"的范畴。西医除控制感染和清除痰液之外，尚无根治之法。本病案患者确诊为支气管扩张症伴严重感染，故予以抗感染治疗。《景岳全书》指出"水亏则火盛，火盛则刑金，金病则肺燥，肺燥则络伤而嗽血"，《证治要诀》中介绍"劳嗽……所嗽之痰，或脓，或时有血，腥臭异常"，均比较符合本病的表现。

支气管扩张症的咯血大多与热伤肺络有关，外邪犯肺化热，或饮酒过度，胃中积热，上熏于肺，热甚生火，灼伤肺络，而致出血。支气管扩张症久咳不止，肺气不敛，伤及血络，可致气血耗伤，阴精内耗，遵"散者收之，损者益之"的治则，其治当"清金保肺"，即清热利痰、凉血止血。"支扩Ⅱ号方"中包括《千金》苇茎汤，但改桃仁为杏仁以降气止咳；方中苇茎甘寒轻浮，善清肺热，《本经逢原》谓其"专于利窍，善治肺痈，吐脓血臭痰"；冬瓜仁清热化痰，利湿排脓；薏苡仁甘淡微寒，上清肺热而排脓，下利肠胃而渗湿；桔梗性散上行，能利肺气以排壅肺之脓痰；石膏、黄芩、知母清热凉血；血余炭、茜草炭止血；桑白皮清肺泄热；太子参益气养阴；全方共奏清热利痰、凉血止血之功。二诊时在初诊得效的基础上，停石膏、茜草炭，以防过于寒凉而留瘀。三诊时为巩固治疗，继用二诊方加麦冬以养阴、藕节以止血，减少复发。

【验案 2】

丁某，女，58 岁，退休职员，2014 年 6 月 16 日初诊。

主诉：反复咳嗽伴咯血 10 余年，复发 3 天。

患者籍贯是四川省，居住在成都市郫都区，居处气候炎热，环境潮湿、嘈杂。患者于 10 余年前开始出现咳嗽，痰中带血、量不多、色鲜红，在当地医院治疗（具体诊治不详）后症状缓解，此后时有发作，诊断为支气管扩张症。3 天前患者因家庭矛盾而烦躁易怒，出现咳嗽阵作，胸闷胁痛，初为痰中带血，继而咯血鲜红，量多时每天约 50mL。在当地社区医院治疗（具体诊治不详）无效，病情加重，收入我科住院进一步诊治。刻下症见咳嗽阵作，咳黄稠痰，咯血鲜红，烦躁易怒，时感胸闷不适，伴有气促，眠差，大便干，口苦，舌红，苔薄黄，脉弦数。西医予以帕珠沙星抗感染，结合中医药治疗。

中医诊断：肺络张。

中医辨证：肝火犯肺。

西医诊断：支气管扩张症并感染。

辨证论治：患者情绪抑郁，郁久化火，木火刑金，肺津受灼为痰，清肃之令失司，则见咳嗽、咳黄痰；肝火灼肺，损伤肺络，血渗上溢，则见咯血鲜红；肝火内炽，木火刑金则见胸闷气促、失眠、口苦；热邪伤津则见大便干；舌红、苔薄黄、脉弦细为肝火犯肺之征象。故法当清肝泻火、凉血止血，选用咳血方合清金化痰汤治疗。

处方：青黛 10g，诃子 10g，瓜蒌仁 15g，山栀子 10g，橘红 10g，茯苓 10g，贝母 15g，桔梗 15g，麦冬 15g，知母 15g，黄芩 15g，栀子 10g，桑白皮 30g，淡豆豉 20g，海浮石 15g，甘草 6g。

共 6 剂。

煎服法：将上药 1 剂入砂罐，取生水 800mL，浸泡半小时，大火煮沸，中火煎煮约 15 分钟，共煎 3 次，每次取汁约 100mL，每日 1 剂，分 3 次饭后半小时温服，每次 100mL，连服 6 剂。

嘱其饮食宜清淡、易消化，忌食肥厚油腻温热之品，也不宜食咸菜、火锅辛辣之品。

二诊（2014 年 6 月 24 日）：患者服前方 6 剂后咳嗽、胸闷等症状明显减轻，偶有痰中带血，无烦躁易怒，口干、口苦减轻。守上方去淡豆豉、桔梗，继服 6 剂，煎服法及调护同前。

三诊（2014 年 7 月 2 日）：患者服用前方 6 剂后诸症消失，嘱其服逍遥丸巩固治疗 1 个月。

3 个月后随访，患者无明显咳嗽、咯血，诸症消失而愈。

按语：肺络张是因邪气犯肺、肺气痹阻、痰浊内蕴、肺络扩张所致，是以慢性咳嗽、咳吐大量黏痰或脓痰、间断咳血为主要表现的肺系疾病。火热、痰湿、瘀血是肺络张的常见致病原因，情志不遂、郁怒伤肝是其主要致病因素之一。本病案为肝火犯肺、灼伤肺络而成。

咳血方出自《丹溪心法》，为理血剂，具有清肝宁肺、凉血止血之功效，主治肝火犯肺之咳血证。症见咳嗽，咳痰、痰稠带血、咳吐不爽，心烦易怒，胸胁作痛，咽干，口苦，颊赤便秘，舌红，苔黄，脉弦数。本方证系肝火犯肺、灼伤肺络所致。肺为清虚之脏，木火刑金，肺津受灼为痰，清肃之令失司，故见咳嗽痰稠、咳吐不爽；肝火灼肺，损伤肺络，血渗上溢，故见痰中带血；肝火内炽，故见心烦易怒、胸胁作痛、咽干、口苦、颊赤便秘；舌红、苔黄、脉弦数为火热炽盛之征。本方证病位虽在肺，但病本却在肝。

按治病求本的原则，治当清肝泻火，使火清气降，肺金自宁。方中青黛咸寒，入肝肺二经，清肝泻火、凉血止血；山栀子苦寒，入心、肝、肺经，清热凉血、泻火除烦，炒黑可入血分而止血；两药合用，澄本清源，共为君药。火热灼津成痰，痰不除则咳不止，咳不止则血难宁，故用瓜蒌仁甘寒入肺以清热化痰、润肺止咳；海浮石清肺降火、软坚化痰，共为臣药。诃子苦涩平，入肺和大肠经，清降敛肺、化痰止咳，用以为佐。诸药合用，共奏清肝宁肺之功，使木不刑金，肺复宣降，痰化咳平，其血自止。寓止血于清热泻火之中，虽不专用止血药，火热得清则血不妄行，为图本之法。

清金化痰汤来源于《医学统旨》，方中橘红理气化痰，使气顺则痰降；茯苓健脾利湿，湿去则痰自消；瓜蒌仁、贝母、桔梗清热涤痰，宽胸开结；麦冬、知母养阴清热，润肺止咳；黄芩、栀子、桑白皮清泻肺火；甘草补土而和中。全方共奏化痰止咳、清热润肺之功，适用于痰浊不化、蕴而化热之证。两方合用，则效彰力宏。

七、肺积案（肺结节）

杨某，男，48岁，职员，2021年2月6日初诊。

主诉：间断咳嗽10余年，时有胸闷、气促。

患者籍贯是四川省成都市，10余年前开始间断咳嗽，痰少，无畏寒、发热，胸闷，气促，纳可，二便可，否认新型冠状病毒肺炎相关流行病学史。2021年1月29在四川大学华西医院行胸部CT示双肺小结节，较大者位于右肺中叶外段，大小约1.5cm×0.7cm，周围见斑片状密度稍高影，右肺中叶外段还有直径约0.7cm的浅淡结节，多系炎性结节。为寻求进一步治疗来我院门诊就诊，刻下症见精神可，面色少华，声音低弱，舌淡，苔白，脉沉细。

中医诊断：肺积。

中医辨证：肺虚夹痰。

西医诊断：右肺中叶肺结节。

辨证论治：患者间断咳嗽 10 余年，并伴有胸闷、气促等不适，久咳必然使肺气受损，肺主气，与宗气的生成密切相关，肺失宣降、肺气上逆则会加重咳嗽，时感胸闷、气促；宗气走息道而司呼吸，贯心脉而行气血，与人的视、听、说等相关，宗气虚便会言语无力、面色少华，初期的外伤咳嗽则逐渐演变为内伤咳嗽。故治当益气补肺、化痰散结，选用四君子汤合玉屏风散加减治疗。

处方：黄芪 20g，白术 10g，法半夏 10g，姜厚朴 10g，茯苓 15g，木香 10g，三棱 10g，莪术 10g，半枝莲 10g，夏枯草 20g，太子参 15g，炙甘草 6g，炒白芥子 10g，醋北柴胡 10g，炒麦芽 20g，薏苡仁 20g，浙贝母 10g，山慈菇 15g。6 剂，每日 1 剂，水煎服，每日 3 次。

二诊（2021 年 2 月 20 日）：患者服上药后胸闷症状有所减轻，咳嗽频率较前减少，纳可，二便可，舌淡，苔白，脉沉细。守上方去柴胡，加橘核 15g 以通络，继服 6 剂，每日 1 剂，水煎服，每日 3 次。

三诊（2021 年 3 月 20 日）：患者诉胸闷、咳嗽明显好转，面色如常，纳可，二便可，脉细。2021 年 3 月 17 日在四川大学华西医院行胸部 CT，与前次 CT 比较右肺中叶最大结节被吸收，余未见明显变化。守上方继服 6 剂，每日 1 剂，水煎服，每日 3 次。

按语：《难经》载"肺之积名曰息贲，在右胁下，覆大如杯。久不已，令人洒淅寒热，喘咳，发肺壅"，《难经》中的息贲即指代肺积，也就是形容呼吸急促、气逆上奔的症状，通常发生在右胁部位，如杯大，长时间无改善会产生发热、恶寒和喘咳等症状，从而造成肺部阻塞。肺积以虚为主，以痰为患，本病案肺气虚源于咳嗽经久不愈，致肺气损伤，肺失宣降，生理功能无法正常发挥。肺脾为母子关系，肺气虚则会子盗母气，两者相互影响，使得气机不畅、痰瘀互结。治疗当益气补肺、化痰散结，选用四君子汤合玉屏风散加减，以补肺为主，兼以化瘀。二诊时症状已有减轻，正气得以恢复后应加大化瘀散结之功，于是守原方去柴胡加橘核。三诊时症状明显缓解，胸部 CT 提示结节吸收，故守原方巩固治疗。

八、肺胀案（慢性阻塞性肺疾病急性加重期）

【验案 1】

阚某，男，76 岁，退休干部，2013 年 6 月 13 日初诊。

主诉：反复咳嗽、咳痰 10 余年，气促、心悸 2 年。

患者籍贯是四川省成都市，居处气候炎热，稍潮湿，环境安静，平素活动少。患者于 10 余年前开始出现咳嗽、咳痰症状，每年累计时间超过 3 个月，每遇冬季或气候变化则易受凉发作，自服抗生素或者感冒药好转（具体诊治不详）。2 年前患者在上述症状基础上出现心悸、气促症状，活动后明显，时有双下肢水肿。曾多次住院治疗，经肺功能等相关辅助检查诊断为"慢性阻塞性肺疾病"，经抗感染、祛痰、解痉平喘等治疗后好转（具体用药及剂量不详）。5 天前患者再次受凉后出现咳嗽加重，咳黄痰，心悸、气促明显，尚能平卧，活动后尤甚，伴发热（最高温度 39℃），无畏寒、胸痛、咯血，无潮热、盗汗。在当地社区医院经西医治疗（具体诊治不详）无效，病情日益加重，收入我科住院进一步诊疗。刻下症见咳嗽，咳黄痰，痰多、黏稠难咳，喘急，气促，心悸，不能平卧，身热，烦躁，微恶寒，有汗但不多，口渴欲饮，纳差，脘腹胀满，尿黄，便干、每日1次，唇甲发绀，舌紫黯，苔黄腻，脉滑数无力。肺功能检查提示重度阻塞性通气功能障碍，血常规检查提示中性粒细胞偏高，胸部CT提示慢性支气管炎、肺气肿影像学改变，血气分析提示呼吸衰竭。西医给予帕珠沙星以抗感染，结合中医药治疗。

中医诊断：肺胀。

中医辨证：痰热郁肺。

西医诊断：慢性阻塞性肺疾病急性加重期。

治法：清热化痰，宣肺止咳。

处方：清金化痰汤合《千金》苇茎汤加减。

黄芩15g，胆南星10g，金银花20g，桑白皮30g，橘红10g，瓜蒌仁20g，芦根40g，薏苡仁30g，桃仁15g，白芥子15g，法半夏15g，紫苏子10g，青蒿30g，浙贝母15g，太子参15g，建神曲20g，茯苓10g，甘草6g。共3剂。

煎服法：将上药1剂入砂罐，取生水800mL，浸泡半小时，大火煮沸，中火煎煮约12分钟，共煎3次，每次取汁约100mL，每日1剂，分3次饭后半小时温服，每次100mL，连服3剂。服药后若出现大便略稀属正常现象。

嘱其忌食肥肉厚味之品，也不食宜咸菜、火锅等辛辣之品。

二诊（2013年6月17日）：患者服用前方后发热（体温最高37.5℃）、气促、心悸明显减轻，时有咳嗽，痰量减少，咽部不适，纳转佳，腹胀减轻，小便可，大便每日1次、略稀，察其神转佳，气息稍促，闻咳数声，双肺闻及少许湿鸣音，唇甲略绀，舌略紫黯，苔黄，脉滑。此乃热郁明显减轻，痰浊尚存，辨证为痰浊阻肺、肺失宣肃，治当清肺化痰、利咽止咳、略事清热，继以前方去青蒿，加枳壳 15g、马勃 15g 以行气、利咽。共 6 剂，煎服法和饮食禁忌同前。

三诊（2013 年 6 月 23 日）：患者服用前方 6 剂后出院，出院时咳嗽、咳痰症状明显缓解，心悸、气促症状好转，活动后乏力，自汗，纳略差，时有腹胀，二便可，平素易感冒，察其神情安定，气息平稳，未闻及咳声，双肺呼吸音清晰，舌淡红，苔薄白，脉和缓。此乃痰热郁邪已除，慢性阻塞性肺疾病进入稳定期，辨证为肺脾气虚，法当补肺健脾、实卫固表，兼化痰除湿，选用六君子汤合玉屏风散加减治疗。

处方：防风 10g，黄芪 30g，炒白术 15g，陈皮 10g，法半夏 15g，党参 20g，茯苓 10g，当归 10g，建神曲 20g，鸡内金 15g，砂仁 6g（后下），甘草 5g。

煎服法：将上药 1 剂入砂罐，取生水 800mL，浸泡半小时，大火煮沸，中火煎煮 15 分钟，取汁约 300mL，每日 1 剂，分 3 次服用，每次 100mL。

患者服用上药 6 剂后，上述症状基本消失，为巩固疗效，自行按处方取药 1 次，共 6 剂，水煎服，一般情况好，无咳嗽、咳痰等症状，感冒亦减少。

3 个月后随访，患者无明显咳嗽、咳痰及气促，一般情况较好，未感冒。

按语：慢性阻塞性肺疾病属于中医学"肺胀"的范畴。肺胀源于《黄帝内经》，发挥于张仲景，成熟于后世历代医家。《灵枢经》

载"肺胀者，虚满而喘咳"；"肺手太阴之脉……是动则病肺胀满，膨膨而喘咳"。《金匮要略》指出本病的主症为"咳而上气，此为肺胀。其人喘，目如脱状，脉浮大"，认为本病与痰饮有关，开始应用越婢加半夏汤、小青龙加石膏汤等方药进行辨证论治。

肺胀是多种慢性肺系疾病反复发作，迁延不愈，导致肺气胀满、不能敛降的一种病证。临床以胸部膨满，胀闷如塞，喘咳上气，痰多，烦躁等为主要表现，日久则见面色晦暗，唇甲发绀，心慌气短，脘腹胀满，肢体浮肿等，严重者可出现神昏、痉厥、出血、喘脱等危重症候。本病的发生多因久病肺虚，痰浊潴留，每因复感外邪诱使病情反复发作或加剧。本病病位首先在肺，继则累及脾、肾，后期及心。本病病性多属本虚标实，本虚多为气虚、气阴两虚，继而发展为阳虚；标实为痰浊、水饮、瘀血、气滞。病久可因邪盛正虚，发生痰迷心窍、气不摄血、正虚喘脱等危象。常见于西医的慢性阻塞性肺疾病，严重者可发展为慢性肺源性心脏病。

《诸病源候论》记载肺胀的发病机理是由于"肺虚为微寒所伤，则咳嗽，嗽则气还于肺间，则肺胀，肺胀则气逆，而肺本虚，气为不足，复为邪所乘，壅痞不能宣畅，故咳逆短气也"。可见隋代对本病的认识已经较为深刻。《诸病源候论》中亦明确了肺胀的证候分期特点为"邪伏则气静，邪动则气奔上，烦闷欲绝"。其中，"邪伏则气静"是稳定期的特点，而"邪动则气奔上，烦闷欲绝"则反映了急性加重期的病机和症状特点。后世医籍多将本病附载于肺痿、肺痈之后，有时亦散见于痰饮、喘促、咳嗽等门，对本病的认识不断有所充实和发展。例如，《丹溪心法》载"肺胀而咳，或左或右不得眠，此痰夹瘀血碍气而病"，在病理上充实了痰瘀阻碍肺气的理论。《张氏医通》载"盖肺胀实证居多"，《证治汇补》认为

"气散而胀者，宜补肺，气逆而胀者，宜降气，当参虚实而施治"，提示肺胀应当分虚实辨证论治，更加完善了肺胀的辨证理论。

　　本病的治疗原则是急则治标、缓则治本，标本兼顾应贯穿于本病治疗的全过程。根据标本虚实，分别选用祛邪扶正的治疗原则。一般感邪时偏以邪实为主，故以祛邪为主，根据病邪的性质，分别采取祛邪宣肺（辛温、辛凉），降气化痰（温化、清化），温阳利水（通阳、淡渗），活血化瘀，甚或开窍、熄风、止血等法。平时偏于正虚，故以扶正为主，根据脏腑阴阳的不同，分别采取补养心肺，益肾健脾，或气阴兼调，或阴阳兼顾等法，佐以化痰、活血等法。正气欲脱时则应扶正固脱，救阴回阳。祛邪与扶正只有主次之分，一般相辅为用。《素问》载"百病生于气也"，故本病的治疗还要调畅气机，气调以顺，一身津液皆可正常输布，则痰易化而病可治。

　　此外，除了肺胀急性期的治疗，其缓解期的治疗亦非常重要，其可减少本病的复发，保护已受损的肺功能，是中医治未病的体现，也是中医药的治疗优势。而预防本病的关键，是重视对原发病的治疗。一旦罹患咳嗽、哮病、喘病、肺痨等肺系疾病，应积极治疗，以免迁延不愈，发展为本病。平时加强体育锻炼，常服扶正固本的方药，有助于提高抗病能力。既病之后，宜适寒温，预防感冒，避免接触烟尘，以免诱发加重本病。

　　本病案患者为老年男性，入院时邪实正虚，肺功能重度受损，伴见高热，需中西医结合治疗以求速效，中医辨证为痰热郁肺，故予以清金化痰汤合《千金》苇茎汤加减治疗。清金化痰汤来源于《医学统旨》，方中橘红理气化痰，使气顺则痰降；茯苓健脾利湿，湿去则痰自消；瓜蒌仁、贝母、桔梗清热涤痰，宽胸开结；麦冬、知母养阴清热，润肺止咳；黄芩、栀子、桑白皮清泻肺火；甘草补土而和中。全方共奏化痰止咳、清热润肺之功，适用于痰浊不化、蕴而化热之证。《千金》苇茎汤是治肺痈的常用方，《成方便读》载其"痈者，壅也，犹土地之壅而不通也。是以肺痈之证，皆由痰血火邪互结肺中，久而成脓所致。桃仁、甜瓜子皆润降之品，一则行其瘀，一则化其浊。苇茎退热而清上，苡仁除湿而下行。方虽平淡，其散结通瘀、化痰除热之力，实无所遗。以病在上焦，不欲以重浊之药重伤其下也"。本方应用广泛，用治咳嗽因于肺热者多效。

初诊时，处方中橘红理气化痰，使气顺则痰降；薏苡仁、茯苓健脾利湿，湿去则痰自消；瓜蒌仁清热涤痰，润肠通便；白芥子温肺豁痰，利气散结；紫苏子降气化痰，止咳平喘；浙贝母清热化痰止咳；胆南星、法半夏燥湿化痰；桃仁活血化痰；黄芩、金银花、青蒿、桑白皮、芦根清泻肺火；太子参益气健脾，生津润肺；建神曲、甘草补土而和中。全方共奏清热化痰、宣肺止咳之功，适用于痰热郁肺之证。二诊时，肺热已清，痰浊尚在，辨证为痰浊阻肺、肺失宣肃，治当宣肺化痰、利咽止咳，继以前方去青蒿，加枳壳15g、马勃15g以行气、利咽。三诊时，咳嗽已止，邪去正虚之候明显，当以扶正固本为要，减少复发。选用六君子汤合玉屏风散加减治疗，方中六君子汤理气健脾除湿，玉屏风散固表实卫。诸药合用，补肺脾兼化痰除湿，体现了补而不滞、调畅气机之治疗大法。

【验案 2】

谭某，男，63岁，退休职员，2015年1月23日初诊。

主诉：反复咳嗽10年，气促2年，加重1月余。

患者籍贯是四川省成都市，居住在成都市双流区，于10年前开始出现咳嗽、咳痰症状，每年累计时间超过3个月，每遇冬季或气候变化则易受凉发作，自服抗生素或者感冒药好转（具体诊治不详）。2 年前患者在上述症状的基础上出现气促症状，活动后明显，无双下肢水肿。经肺功能等相关辅助检查（阻塞性通气功能障碍）诊断为"慢性阻塞性肺疾病"，经抗感染、祛痰、解痉平喘等治疗后好转（具体用药及剂量不详）。1 个多月前患者再次受凉后出现痰多色白、气促，胸闷，脘腹胀满，尚能平卧，无畏寒、发热，无胸痛、咯血，无潮热、盗汗。在当地社区医院经西医治疗（具体诊治不详）无效，病情日益加重，故至我院门诊寻求进一步诊治。刻下症见咳嗽，痰多、色白，气促，胸闷，脘腹胀满，尚能平卧，无畏寒、发热，无胸痛、咯血，无潮热、盗汗，纳差，二便可，唇甲略绀，舌淡红，苔白厚腻，脉滑。肺功能检查提示重度阻塞性通气功能障碍，血常规提示中性粒细胞偏高，胸部 CT 提示慢性支气管炎、肺气肿影像学改变，血气分析提示低氧血症。西医给予头孢地尼口服以抗感染，结合中医药治疗。

中医诊断：肺胀。

中医辨证：痰浊阻肺。

西医诊断：慢性阻塞性肺疾病急性加重期。

治法：燥湿化痰，降气平喘。

处方：二陈汤合三子养亲汤加减。

白术 15g，陈皮 10g，法半夏 15g，茯苓 10g，炒白芥子 15g，炒紫苏子 10g，莱菔子 15g，党参 15g，黄芩 15g，杏仁 15g，薏苡仁 30g，建神曲 30g，炒麦芽 30g，川贝母粉 10g。共 5 剂。

煎服法：将上药 1 剂入砂罐，取生水 800mL，浸泡半小时，大火煮沸，中火煎煮约 12 分钟，共煎 3 次，每次取汁约 100mL，每日 1 剂，分 3 次饭后半小时温服，每次 100mL，连服 5 剂。

嘱其注意饮食宜清淡、有营养且易消化，忌食肥厚油腻之品，也不食宜咸菜、火锅辛辣之品。

二诊（2015年1月30日）：患者服用前方5剂后，咳嗽、气促明显减轻，痰量减少，纳略转佳，腹胀减轻，二便可，察其神转佳，气息稍促，闻咳数声，双肺闻及少许湿鸣音，舌淡红，苔白，脉滑。此乃痰浊阻肺之征明显减轻，效不更方，继用前方加红景天30g、枳壳15g以补肺行气。共5剂，煎服法和饮食禁忌同前。

三诊（2015年2月6日）：患者服用前方6剂后咳嗽、咳痰症状基本缓解，气促明显减轻，乏力，纳转佳，时有腹胀，二便可，平素易感冒，察其神情安定、气息平稳，未闻咳声，双肺呼吸音略低，舌淡红，苔薄白，脉和缓。此乃痰浊阻肺之征已除，慢性阻塞性肺疾病进入稳定期，辨证为肺脾气虚，法当补肺健脾、实卫固表，兼化痰除湿，选用二陈汤、六君子汤合玉屏风散加减治疗。

处方：陈皮10g，法半夏15g，茯苓10g，防风10g，黄芪30g，炒白术15g，党参15g，当归10g，建神曲20g，炒麦芽30g，砂仁6g（后下），甘草5g。

煎服法：将上药1剂入砂罐，取生水800mL，浸泡半小时，大火煮沸，中火煎煮15分钟，取汁约300mL，每日1剂，分3次服用，每次100mL。

患者服用上药6剂后，上述症消失，继服补肺活血胶囊1个月，一般情况好，无咳嗽、咳痰等症状，活动后气促减轻，感冒亦减少。

3个月后随访，患者无明显咳嗽、咳痰及气促，一般情况较好，未感冒。

按语：二陈汤出自《太平惠民和剂局方》，功效是燥湿化痰、理气和中。方中半夏辛温而燥，可燥湿化痰、和胃降逆，为君药；

橘红既可理气行滞，又能燥湿化痰，为臣药。君臣相配，寓意有二：一为等量合用，不仅相辅相成，增强燥湿化痰之力，还体现治痰先理气、气顺则痰消之意；二为半夏、橘红皆以陈久者良，而无过燥之弊，故方名"二陈"。此为本方燥湿化痰的基本结构。佐以茯苓健脾渗湿，健脾以杜生痰之源，渗湿以助化痰之力。三子养亲汤出自《韩氏医通》，方中白芥子温肺化痰，利气散结；紫苏子降气化痰，止咳平喘；莱菔子消食导滞，下气祛痰。

二诊时，在初诊得效的基础上，痰浊已明显减少，气虚尚在。继用前方加红景天 30g、枳壳 15g 以补肺行气。三诊时，咳嗽已止，邪去正虚之候存在，当以扶正固本为要，减少复发。故用六君子汤合玉屏风散加减以补肺健脾、实卫固表，继用二陈汤燥湿化痰。诸药合用，补肺脾兼化痰除湿，体现了补而不滞、调畅气机之治疗大法。

【验案 3】

罗某，男，83 岁，农民，2013 年 3 月 30 日初诊。

主诉：反复咳嗽 15 年，气促、心悸 8 年，加重 3 天。

患者籍贯是四川省成都市，居住在成都市，居住地气候炎热，稍潮湿，居处环境安静，平素活动少。患者于 15 余年前因受凉出现咳嗽、咳痰症状，每年累计时间超过 3 个月，每遇冬季或气候变化则易受凉发作，自服药物可好转（具体诊治不详）。8 年前患者在上述症状的基础上出现心悸、气促症状，活动后明显，时有双下肢水肿。曾多次住院治疗，经肺功能等相关辅助检查诊断为"慢性阻塞性肺疾病"，经抗感染、祛痰、解痉平喘等治疗后好转（具体用药及剂量不详）。3 天前患者再次受凉后出现咳嗽加重，咳清稀白痰，时有心悸、气促，活动后尤甚，夜间需高枕卧，无发热，感畏寒，鼻塞，流清涕，伴头昏，无胸痛、咯血，无潮热、盗汗。在当地社区医院经西医治疗（具体诊治不详）效不佳，故来我院门诊寻求进一步诊治。刻下症见面唇青紫，咳喘动则益甚，咳清稀白痰，不能平卧，双下肢膝关节以下肿、按之凹陷，时有心悸，怕冷，脘痞，纳差，少尿，舌黯胖大，苔白，脉沉滑无力。肺功能检查提示重度通气功能障碍，血常规提示中性粒细胞略高，胸部 CT 提示慢性支气管炎、肺气肿影像学改变。查体示体温 36.4℃，脉搏 108 次 / 分，呼吸 25 次 / 分，血压 145/80mmHg；咽淡红，扁桃体不大；双肺呼吸音低，双下肺可闻及湿鸣音；心率 108 次 / 分，律齐，无杂音；腹软无压痛，肝脾未及，双下肢膝关节以下水肿。

中医诊断：肺胀。

中医辨证：阳虚水泛。

西医诊断：慢性阻塞性肺疾病急性加重期。

治法：温肾健脾，化湿利水。

处方：真武汤、五苓散合葶苈大枣泻肺汤加减。

制附子 20g（先煎），白术 15g，白芍 15g，生姜 15g，茯苓 15g，桂枝 10g，猪苓 10g，泽泻 10g，桃仁 15g，白芷 15g，葶苈子 10g，大枣 10g，建神曲 20g，炙甘草 10g。共 3 剂。

煎服法：制附子入砂罐先煮 1 小时去麻，然后将生水浸泡过的其他药物加入砂罐，大火煮沸，中火煎煮约 15 分钟，共煎 3 次，每次取汁约 100mL，每日 1 剂，不拘时服，病重少少与之，连服 3 剂。

嘱其忌食生冷，避风寒，慎起居，调情志。

二诊（2013 年 4 月 3 日）：患者服用前方后咳喘、气促、心悸、怕冷诸症明显减轻，双踝关节以下肿，痰量减少，头昏、鼻塞消失，纳略转佳，腹胀减轻，小便多，大便日一行，察其神转佳，气息稍促，闻咳数声，双肺闻及少许湿鸣音，唇面略绀，舌黯胖大，苔薄白，脉沉滑。此乃阳虚水泛之征减轻，效不更方，继用前方去葶苈子、大枣，加党参 15g、枳壳 15g 以健脾行气。共 6 剂，煎服法及饮食禁忌同前。

三诊（2013 年 4 月 10 日）：患者服用前方后咳喘、心悸、怕冷症状明显减轻，仍感动则气促，自汗，纳可，腹胀消失，二便可，察其神情安定，静息时气息平稳，未闻咳声，双肺呼吸音低，舌淡红，苔薄白，脉缓、重按略无力。此乃寒痰水湿已除，慢性阻塞性肺疾病进入稳定期，辨证为肺脾肾俱虚，法当温补脾肾、固表实卫，选用肾气丸合玉屏风散加减治疗。

处方：熟附子 15g（先煎），肉桂 3g，熟地黄 10g，山药 20g，山茱萸 15g，五味子 10g，炮姜 10g，补骨脂 15g，丹参 20g，防风 10g，黄芪 30g，炒白术 15g，炙甘草 10g。共 6 剂。

煎服法及饮食禁忌同前。患者服用上药 6 剂后，上述症状基本消失，为巩固疗效，自行按处方取药 1 次，共 6 剂，水煎服。现间断中药调理，做三伏贴，一般情况好，感冒减少，尚未复发。

按语：真武汤是治脾肾阳虚、水湿内停的要方。《古今名医方论》中赵羽皇曰："真武一方，为北方行水而设。用三白者，以其燥能制水，淡能伐肾邪而利水，酸能泄肝木以疏水故也。附子辛温大热，必用为佐者何居？盖水之所制者脾，水之所行者肾也。肾为胃关，聚水而从其类。倘肾中无阳，则脾之枢机虽运，而肾之关门不开，水虽欲行，孰为之主？故脾家得附子，则火能生土，而水有所归矣；肾中得附子，则坎阳鼓动，而水有所摄矣。更得芍药之酸，以收肝而敛阴气，阴平阳秘矣。若生姜者，并用以散四肢之水气而和胃也。"五苓散出自《伤寒论》，功专淡渗利水，原为治太阳表邪未解，内传其腑，以致膀胱气化不利，而成太阳经腑同病之蓄水证而设。方中桂枝温阳化气，气化则一身津液输布正常，有助于水肿的消退，正如《素问》所载"膀胱者，州都之官，津液藏焉，气化则能出矣"。《金匮要略》载"肺痈胸满胀，一身面目浮肿，鼻塞清涕出，不闻香臭酸辛，咳逆上气，喘鸣迫塞，葶苈大枣泻肺汤主之"。葶苈大枣泻肺汤由葶苈子和大枣两味药组成，主治肺中水饮壅塞，胸满喘咳，一身面目浮肿。三方合用，则温肾健脾、化湿利水、泻肺平喘之力宏，温阳利水之效专。

本病案患者年老体虚，肺、脾、肾俱不足，体虚不能卫外而致六淫反复侵袭，感邪后正不胜邪而病益重。肺为气之主，肾为气之根，肺伤及肾，肾气衰惫，摄纳无权，则气短不续，动则益甚。肾主水，肾阳衰微，则气不化水，水邪泛溢则肿。脾虚水湿不运，则见脘痞，纳差。舌黯胖大，苔白，脉沉滑无力为阳虚水泛之征。故选用真武汤、五苓散合葶苈大枣泻肺汤加减以温肾健脾、化湿利水。方中用制附子、桂枝温阳化气以行水；茯苓、白术、猪苓、泽泻、生姜健脾利水；白芍敛阴和阳；桃仁化痰活血；白芷祛风止痛；建神曲健脾化痰；炙甘草和中，制附子之毒；葶苈大枣泻肺汤泻肺行水，下气平喘。全方共呈温肾健脾、化湿利水、泻肺平喘之功，适用于阳虚水泛证。

二诊时，在初诊得效的基础上，咳喘、气促、心悸、怕冷诸症减轻，水肿减轻，仅有双踝关节以下肿，痰量减少，头昏、鼻塞消失，纳略转佳，腹胀减轻，察其神亦转佳。效不更方，故继用前方去葶苈子、大枣，加党参15g、枳壳15g。葶苈大枣泻肺汤为泻肺峻剂，适用于发病初期、喘不得卧、形证俱实者，故中病即止，不可久服。《素问》载"百病生于气也",说明气的重要性,气行则一身津液皆顺,有助于本病痰浊、水饮、瘀血的吸收和气滞的改善,故加党参 15g、枳壳 15g 以健脾行气。

三诊时,咳喘、心悸、怕冷症状明显减轻,仍感动则气促,自汗,纳可,腹胀消失,二便可。此乃寒痰水湿已除,慢性阻塞性肺疾病进入稳定期,邪去而正虚之候明显。辨证为肺脾肾俱虚,法当温补脾肾、固表实卫,选用肾气丸合玉屏风散加减治疗。肾气丸出自《金匮要略》,《血证论》载"肾为水脏,而其中一点真阳,便是呼吸之母。水足阳秘,则呼吸细而津液调。如真阳不秘,水泛火逆,则用苓、泽以行水饮;用地、萸以滋水阴;用淮药入脾,以输水于肾;用丹皮入心,以清火安肾。得六味以滋肾,而肾水足矣。然水中一点真阳,又恐其不能生化也,故用附子、肉桂以补之"。玉屏风散由我国元代医家危亦林创制,《成方便读》载其"大凡表虚不能卫外者,皆当先建立中气。故以白术之补脾建中者为君,以脾旺则四脏之气皆得受荫,表自固而邪不干;而复以黄芪固表益卫,得防风之善行善走者,相畏相使,其功益彰,则黄芪自不虑其固邪,防风亦不虑其散表。此散中寓补,补内兼疏,顾名思义之妙,实后学所不及耳"。两方合用可兼顾肺、脾、肾三脏,缓时补虚,以增强体质,减少复发,保护患者已受损的肺功能。

【验案 4】

邓某,男,72 岁,2016 年 6 月 13 日初诊。

主诉:反复咳嗽、咳痰 10 余年,气促、心悸 2 年,加重 5 天。

患者籍贯是四川省成都市,于 10 余年前开始出现咳嗽、咳痰症状,每年累计时间超过 3 个月,每遇冬季或气候变化则易受凉发作,自服抗生素或者感冒药好转(具体诊治不详)。2 年前患者在上述症状的基础上出现心悸、气促症状，活动后明显，时有双下肢水肿。曾多次住院治疗，经肺功能等相关辅助检查诊断为"慢性阻塞性肺疾病"，经抗感染、祛痰、解痉平喘等治疗后好转（具体用药及剂量不详）。5天前患者再次受凉后出现咳嗽加重，咳黄痰，心悸、气促明显，尚能平卧，活动后尤甚，伴发热（最高温度39℃），无畏寒、胸痛、咯血，无潮热、盗汗。在当地社区医院经西医治疗（具体诊治不详）无效，病情日益加重，收入我科住院进一步诊疗。刻下症见咳嗽，咳黄痰、痰多喘急、黏稠难咳，气促，心悸，不能平卧，身热，烦躁，微恶寒，少汗，口渴欲饮，纳差，脘腹胀满，尿黄，便干、每日1次，唇甲发绀，舌紫黯，苔黄腻，脉滑数、沉按无力。肺功能检查提示重度阻塞性通气功能障碍，血常规提示中性粒细胞偏高，胸部CT提示慢性支气管炎、肺气肿影像学改变，血气分析提示低氧血症。西医给予帕珠沙星以抗感染，结合中医药治疗。

中医诊断：肺胀。

中医辨证：痰热郁肺。

西医诊断：慢性阻塞性肺疾病急性加重期。

治法：清热化痰，宣肺止咳。

处方：清金化痰汤合《千金》苇茎汤加减。

黄芩15g，胆南星10g，金银花20g，桑白皮30g，橘红10g，瓜蒌仁20g，芦根40g，薏苡仁30g，桃仁15g，白芥子15g，法半夏15g，紫苏子10g，青蒿30g，浙贝母15g，太子参15g，建神曲20g，茯苓10g，甘草6g。共3剂。

煎服法：将上药1剂入砂罐，用生水浸泡半小时，大火煮沸，中火煎煮约12分钟，共煎3次，每次取汁约100mL，每日1剂，分 3 次饭后半小时温服，每次 100mL，连服 3 剂。服药后若出现大便略稀属正常现象。

嘱其注意饮食宜清淡、有营养，忌食肥肉厚味之品，也不宜食辛辣之品。

二诊（2016 年 6 月 17 日）：患者服用前方 3 天后体温明显降低（体温最高 37.5℃），气促、心悸明显减轻，时有咳嗽，痰量减少，咽部不适，纳转佳，腹胀减轻，小便可，大便每日 1 次、稍便溏，神转佳，气息稍促，闻咳数声，双肺闻及少许湿鸣音，唇甲略绀，舌略紫黯，苔黄，脉滑。此乃热郁明显减轻，痰浊尚存，辨证为痰浊阻肺、肺失宣肃，治当清肺化痰、利咽止咳，辅以清热，继用前方去青蒿，加枳壳 15g、马勃 15g 以行气、利咽。共 6 剂，煎服法和饮食禁忌同前。

三诊（2016 年 6 月 25 日）：患者服用前方 6 剂后出院，出院时咳嗽、咳痰症状明显缓解，心悸、气促症状好转，活动后乏力，自汗，纳略差，时有腹胀，二便可，平素易感冒，神情安定，气息平稳，未闻咳声，双肺呼吸音清晰，舌淡红，苔薄白，脉和缓。此乃痰热郁邪已除，慢性阻塞性肺疾病进入稳定期，辨证为肺脾气虚，治当补肺健脾、实卫固表，兼化痰除湿，选用六君子汤合玉屏风散加减治疗。

处方：防风 10g，黄芪 30g，炒白术 15g，陈皮 10g，法半夏 15g，党参 20g，茯苓 10g，当归 10g，建神曲 20g，鸡内金 15g，砂仁 6g（后下），甘草 5g。

煎服法：将上药 1 剂入砂罐，取生水浸泡半小时，大火煮沸，中火煎煮 15 分钟，取汁约 300mL，每日 1 剂，分 3 次服用，每服 100mL。

　　患者服用上药6剂后，上述症基本消失，为巩固疗效，自行按处方取药1次，共6剂，水煎服，一般情况好，无咳嗽、咳痰等症状，感冒次数减少。

　　3个月后随访，患者无明显咳嗽、咳痰及气促，一般情况较好，未感冒。

　　按语：本病案患者为老年男性，入院时邪实正虚，肺功能重度受损，伴见高热，需中西医结合治疗以求速效，中医辨证为痰热郁肺，故予以清金化痰汤合《千金》苇茎汤加减治疗。清金化痰汤来源于《医学统旨》，方中橘红理气化痰，使气顺则痰降；茯苓健脾利湿，湿去则痰自消；瓜蒌仁、贝母、桔梗清热涤痰，宽胸开结；麦冬、知母养阴清热，润肺止咳；黄芩、栀子、桑白皮清泻肺火；甘草补土而和中。全共奏化痰止咳、清热润肺之功，适用于痰浊不化、蕴而化热之证。《千金》苇茎汤是治肺痈的常用方，《成方便读》载其"痈者，壅也，犹土地之壅而不通也。是以肺痈之证，皆由痰血火邪互结肺中，久而成脓所致。桃仁、甜瓜子皆润燥之品，一则行其瘀，一则化其浊。苇茎退热而清上，苡仁除湿而下行。方虽平淡，其散结通瘀、化痰除热之力，实无所遗。以病在上焦，不欲以重浊之药重伤其下也"，本方应用广泛，用治咳嗽因于肺热者多效。

　　初诊时，采用清金化痰汤合《千金》苇茎汤加减治疗，全方呈清热化痰、宣肺止咳之功。观其方中大队清热解毒药加橘红、法半夏等少量辛温之品，橘红味辛、苦，性温，理气化痰，使气顺则痰降；法半夏味辛，性温，燥湿化痰，防方中用药过于寒凉；于大量攻邪（清热解毒、化痰）药物中加入太子参、甘草等少许扶正之品，太子参益气生津，甘草补土和中。纵观全方，寒温并用，攻补兼施，故获良效。二诊时，在初诊得效的基础上，肺热已清，痰浊尚在，故继用前方去青蒿，加枳壳 15g 以行气，马勃 15g 以利咽。三诊时，咳嗽已止，邪去正虚之候明显，当以扶正固本为要，减少复发。选用用六君子汤合玉屏风散加减以补肺健脾、实卫固表，兼化痰除湿，方中六君子汤理气健脾除湿，玉屏风散固表实卫。诸药合用，补肺脾兼化痰除湿，体现了攻补兼施、补而不滞、调畅气机之治疗大法。

九、哮病案（支气管哮喘）

【验案 1】

罗某，女，26 岁，职员，2013 年 6 月 10 日初诊。

主诉：反复咳喘 2 年，复发并加重半个月。

患者籍贯是四川省成都市，居住在成都市，居住地气候炎热，居处环境喧闹，平素活动偏少。患者 2 年前无明显诱因出现咳喘、气促反复发作，具有突发突止的特点，使用"氨茶碱""万托林"等支气管解痉药物病情可以缓解。曾多次在当地医院住院治疗，确诊为支气管哮喘，经西医治疗（长期应用糖皮质激素、支气管解痉剂及舒利迭等药物）可缓解。患者半个月前因吸入油烟后出现咳喘复发加重，喘息不得卧，在当地社区医院经西药治疗（具体诊治不详）无效，哮喘发作时间超过 12 小时未能缓解，求治于我院门诊。患者处于哮喘持续状态，故收入院治疗。刻下症见面青唇紫，喉中痰鸣，声如拽锯，喘息不得卧，声高气急，张口抬肩，摇身撷肚，口渴喜饮，发热重，微恶寒，纳差，胸闷，腹胀，小便黄，大便略干、两日一行，舌红，苔黄，脉弦滑数。患者自述平素喜食辛辣之物。血常规示嗜酸性粒细胞略增高，胸部 X 线片示双肺纹理增多，血气分析提示低氧血症，心电图呈窦性心动过速。入院后予以吸氧、哌拉西林钠他唑巴坦钠抗感染、氨茶碱解痉平喘，患者拒绝激素治疗，症状改善不明显，故结合中医药治疗。

中医诊断：哮病（发作期）。

中医辨证：热哮。

西医诊断：支气管哮喘（哮喘持续状态）。

辨证论治：哮病的基本病机为"伏痰"遇感引触，痰气互结，肺气宣降失常，而致痰鸣气息喘急。发作期以邪实为主，主要分为寒哮和热哮，病在手太阴肺经，以咳嗽喘促、气紧痰阻为主症，正如《素问》所载"诸气膹郁，皆属于肺"之候。《医宗必读》指出"良由痰火郁于内，风寒束于外，或因坐卧寒湿，或因酸咸过食，或因积火熏蒸，病根深久，难以卒除"。本病案患者口渴喜饮，小便黄，大便略干、两日一行，舌红，苔黄腻，脉弦滑数，知病属热、属实，因而可辨此为痰热阻肺、肺气不降。根据急则治其标、缓则治其本的原则，发作期以攻邪为主，故治当清肺利痰、宣肺平喘，选用定喘汤合葶苈大枣泻肺汤加减治疗。

处方：炙麻绒 10g，杏仁 15g，石膏 20g，白果 20g，黄芩 15g，桑白皮 30g，太子参 20g，炙款冬花 15g，芦根 30g，地龙 15g，厚朴 10g，川贝母粉 6g，甘草 5g，法半夏 15g，葶苈子 10g，大枣 10g。共 3 剂。

煎服法：将上药 1 剂入砂罐，取生水 800mL，浸泡半小时，大火煮沸，中火煎煮 12 分钟，取汁约 300mL，每次服 100mL，不拘时，徐徐服之，每日 1 剂。若咳喘明显减轻，每日 1 剂，分 3 次服用，每次 100mL。

嘱其忌食海鲜、肥肉等厚味之品，也不宜食咸菜、腌肉、火锅等辛辣之品。不宜接触特殊、刺激等异味之气。

二诊（2013 年 6 月 14 日）：患者服用前方 3 剂后，喘促明显减轻，时有咳嗽，口渴不明显，纳转佳，腹胀减轻，能平卧，入睡可，小便可，大便每日一行，察其神情安定，气息稍促，闻咳数声，偶有喉中痰鸣，双肺闻及少许干鸣音，面白略青，咽红，唇红，舌略红，苔薄黄，脉弦滑。此乃热郁明显减轻，痰浊尚存，辨证为痰浊阻肺、肺气不降。治当宣肺化痰、降气平喘，继用定喘汤合二陈汤加减治疗。

处方：杏仁 15g，白果 20g，黄芩 15g，桑白皮 30g，太子参 20g，炙款冬花 15g，芦根 30g，地龙 15g，厚朴 10g，川贝母粉 6g，甘草 5g，法半夏 15g，紫苏子 10g，陈皮 10g，茯苓 10g。共 3 剂。

煎服法和饮食禁忌同前。

三诊（2013 年 6 月 18 日）：患者服用前方 3 剂后，咳嗽明显减轻，喘促消失，咳少许白痰，纳略差，时有腹胀，活动后乏力，二便可，察其神情安定，气息稍促，偶闻咳声，无喉中痰鸣，双肺呼吸音略粗，面白，舌淡红，苔薄白，脉滑。此乃痰热已除、肺脾肾虚，法当调畅气机、补肺健脾益肾，兼化伏痰，选用二陈汤、四君子汤合玉屏风散汤加减治疗。

处方：陈皮 10g，茯苓 10g，法半夏 15g，炙甘草 5g，白术 15g，防风 10g，黄芪 30g，杏仁 15g，黄芩 15g，潞党参 20g，菟丝子 15g，川贝母粉 5g。共 3 剂。

煎服法：将上药 1 剂入砂罐，取生水 800mL，浸泡半小时，大火煮沸，中火煎煮 15 分钟，取汁约 300mL，每日 1 剂，分 3 次服用，每次 100mL。

　　患者服用前方 3 剂后出院，出院时咳喘、气促完全消失，出院带药仍用上方，10 剂，水煎服，两日 1 剂。

　　电话随访，患者一般情况好，无咳喘、咳痰等症状。

　　按语："哮病"是中医学对肺系疾病中一种病变的命名。《黄帝内经》较先对其有所认识，称之为"喘鸣""喘呼"。《素问》载"夫不得卧，卧则喘者，是水气之客也"；"秋脉……其不及则令人喘，呼吸少气而喘"。金元以前，哮证与喘证统属于喘促一门，直至元代，朱丹溪始以"哮喘"作为独立病名论述。"哮"与"喘"分开论述源自明代《医学正传》，其言"哮以声响言，喘以气息言。夫喘促喉间如水鸡声者谓之哮，气促而连续不能以息者谓之喘"。明代，秦景明在《症因脉治》中对哮病进行了系统的阐述。为了使病名更加统一、规范，国家中医药管理局于 1995 年颁布了《中医病证的诊断疗效标准》，将本病正式命名为哮病。西医学中的支气管哮喘属于本病范畴。

　　哮病的发作多为内有痰饮留伏，外受邪气引动而发。正如《证治汇补》所载"哮即痰喘之久而常发者，因内有壅塞之气，外有非时之感，膈有胶固之痰，三者相合，闭拒气道，搏击有声，发为哮病"。哮病临床分发作期与缓解期，辨证时主要从寒热虚实和肺脾肾三脏入手。发作期咳喘痰黄、身热面赤、口干、舌红为热哮。我们通过长期临床观察及证候学研究资料分析发现，热哮是支气管哮喘的常见证候。分析病证，谨守病机，或独行，或并行，而善辨之，是其要也。

　　本病案患者入院时处于哮喘持续状态，需中西医结合治疗以达速效，中医治疗需重拳出击，故予定喘汤合葶苈大枣泻肺汤加减治疗。定喘汤宣、清、降三法合用，既能散风寒，又能清痰热、敛肺气，服之可使风寒外解，肺气宣畅，痰热得泄，于是哮喘得以平定，故名定喘汤。对于葶苈大枣泻肺汤，《千金方衍义》载"肺痈已成，吐如米粥，浊垢壅遏清气之道，所以喘不得卧，鼻塞不闻香臭。故用葶苈破水泻肺，大枣护脾通津，乃泻肺而不伤脾之法，保全母气以为向后复长肺叶之根本"，该方本用于肺痈，但临床观察，对于痰热壅盛之咳喘实证，加用之多疗效显著。初诊方中，麻黄、杏仁、甘草辛甘发散之物也，可以疏表而定哮；白果、款冬花、桑白皮、地龙清金保肺、安里定喘；葶苈子、厚朴降气，半夏散逆；石膏、黄芩祛热；太子参益气养阴，扶正以助祛邪；川贝母化痰平喘；芦根生津除烦；大枣护胃。诸药合用，清肺化痰，肺气得降，喘息得平。

二诊时，在初诊获效的基础上，肺热明显减轻，痰浊尚在继续作祟，喘咳也就不会停止。辨证为痰浊阻肺、肺气不降，治当宣肺化痰、降气平喘，继予定喘汤合二陈汤加减治疗，加用二陈汤目的在于加强燥湿化痰的功效以祛宿痰。

三诊时，喘促已止，邪去正虚（肺脾肾虚）之候明显，当以扶正固本为要，减少复发。法当调畅气机、补肺健脾益肾，兼化伏痰，选用二陈汤、四君子汤合玉屏风散汤加减治疗。二陈汤燥湿化痰，四君子汤健脾除湿，玉屏风散固表实卫，加菟丝子补肾纳气。诸药合用，补肺脾肾兼化痰除湿，体现了补不留邪、去除宿根、调畅气机之治疗大法。

哮病属顽病重证，治疗过程中化痰降气尤为重要，《素问》载"百病生于气也"，在本病的治疗中要注意宣之、降之、通之、补之、调之，气调以顺，百病可治。故曰："从之则治，逆之则乱。"是谓道也。在临床上，中医辨证施治对于激素依赖性哮喘、不愿使用激素的患者，以及减少复发等均有其独到之处。

【验案 2】

姚某，女，27 岁，自由职业者，2014 年 3 月 11 日初诊。

主诉：反复咳喘 2 年，复发伴气促 3 天。

患者籍贯是四川省简阳市，居住在成都市高新区，居住地气候阴冷，稍潮湿，居处环境安静，平素活动少。患者于 2 年前开始出现咳喘症状，每年累计发作 2 ～ 3 次，每遇冬季或气候变化则易受凉发作，自服感冒药无明显好转，服解痉平喘药有效，常反复发作，时作时止，喘咳症状以夜间尤甚，支气管激发试验阳性（具体诊治不详），诊断为支气管哮喘，经抗感染、解痉平喘、祛痰等治疗后好转（具体用药及剂量不详）。今年发作次数频繁，3 天前患者再次受凉后出现咳喘加重，气促，喉间痰鸣，咽痒，咳嗽，痰多、清稀，流清涕，不能平卧，伴畏寒，不发热。在当地社区医院使用抗生素、解痉平喘药及激素后可暂缓解，但反复发作，激素量逐渐增多，病情不能较好控制，故到我院门诊寻求中医治疗。刻下症见咳喘阵作，声高气促、阵发性加剧，喉间痰鸣，咽痒，咳嗽，痰多、清稀，流清涕，畏寒，无发热，无汗，小便清长，大便软，舌淡红，苔白滑，脉浮紧而数。支气管激发试验阳性，血常规正常，胸部 CT 提示双肺未见明显异常。

中医诊断：哮病（发作期）。

中医辨证：寒哮。

西医诊断：支气管哮喘（哮喘持续状态）。

辨证论治：此为风寒束表，卫阳被遏，表寒引动内饮所致。风寒犯肺，肺失宣肃则咳喘，津液运化失常则聚生痰饮。饮动不居，水寒射肺，肺失宣降，故咳痰多而稀；肺不主气、肾不纳气，则气促、不能平卧；舌淡红，苔白滑，脉浮紧为外寒里饮之征。故法当宣肺化饮、止咳平喘，选用小青龙汤合射干麻黄汤加减治疗。

处方：桂枝 15g，麻黄 10g，干姜 10g，细辛 10g，制半夏 12g，五味子 6g，炙甘草 6g，射干 10g，紫苏子 10g，白芍 10g，紫菀 10g，款冬花 10g。共 4 剂。

煎服法：取生水 800mL，先煎麻黄二沸，去上沫，纳诸药，大火煮沸，中火煎煮约 10 分钟，取汁约 300mL，每日 1 剂，分 3 次饭后半小时温服，每次 100mL，连服 4 剂。

嘱其忌食油腻及腌卤之品。

二诊（2014 年 3 月 15 日）：患者服用前方 4 剂后，咳喘大减，痰量有所减少，清涕减轻，舌淡红，苔白滑，脉沉细而弱，此为外邪驱散未尽而虚象显露之征，继用上方去麻黄、射干、半夏，加三子养亲汤以降气化痰，白附片 30g 以扶阳温肺。

处方：桂枝 15g，干姜 10g，细辛 10g，白附片 30g（先煎），五味子 6g，炙甘草 6g，紫苏子 10g，白芥子 15g，莱菔子 15g，白芍 10g，紫菀 10g，款冬花 10g。共 4 剂。

煎服法：取生水 800mL，先煎白附片 1 小时至不麻口，纳诸药，大火煮沸，中火煎煮约 12 分钟，取汁约 300mL，每日 1 剂，分 3 次饭后半小时服用，每次 100mL，连服 4 剂。

嘱其忌食油腻及腌卤之品。

三诊（2014 年 3 月 20 日）：患者服用前方 4 剂后，咳喘愈，痰液大减，鼻涕消，精神佳，饭量增加，晨起时偶有吐痰，舌淡润，脉细无力。故转扶正固本，选用桂枝汤、四逆汤合玉屏风散加减治疗。

处方：桂枝 15g，干姜 10g，白芍 10g，细辛 10g，白附片 30g，黄芪 30g，炙甘草 6g，白术 15g，防风 10g。两日 1 剂，共 7 剂，水煎服。

食疗：附片生姜羊肉汤。附片 40g、生姜 120g、羊肉 500g，加少许盐、花椒、黄酒，炖煮 2 个小时，吃肉喝汤。7 剂，炖一次吃 2～3 天，每周 2 次。

随访至同年 11 月无哮喘发作。

按语：本病发作期属寒者以射干麻黄汤、小青龙汤之类治疗，属热者以麻黄杏仁甘草石膏汤、定喘汤等治疗；缓解期治当调补肺脾肾，已成常法。但病证较重，病机相对复杂者，单用一法难奏其效，故对于病情较重、反复发作者，当使用合方治疗，先以祛邪为主，继而标本兼治，后予扶正固本以收功。

初诊时，用小青龙汤解表散寒、温肺化饮，合用射干麻黄汤以增强宣肺祛痰平喘之力。小青龙汤为仲景治疗外寒内饮之寒哮的主方，《伤寒论》载"伤寒表不解，心下有水气，干呕发热而咳，或渴，或利，或噎，或小便不利，少腹满，或喘者，小青龙汤主之"。方中麻黄、桂枝相须为君，发汗散寒以解表邪，且麻黄又能宣发肺气以平喘咳，桂枝化气行水以利里饮之化；干姜、细辛为臣，温肺化饮，兼助麻黄、桂枝解表祛邪；佐用半夏，燥湿化痰，和胃降逆；然素有痰饮，脾肺本虚，若纯用辛温发散，恐耗伤肺气，故佐以五味子敛肺止咳、芍药和养营血；炙甘草兼为佐使之药，既可益气和中，又能调和辛散酸收之品。《金匮要略》载"咳而上气，喉中水鸡声，射干麻黄汤主之"，方中麻黄宣肺散寒，射干开结消痰，并为君药；生姜散寒行水，半夏降逆化饮，共为臣药；紫菀、款冬花温润除痰，下气止咳，五味子收敛耗散之肺气，均为佐药；大枣益脾养胃，为使药。诸药相配，共奏宣肺散寒、化饮止咳之功。

二诊时，加三子养亲汤以降气化痰、白附片 30g 以扶阳温肺，三诊时以桂枝汤、四逆汤合玉屏风散温肺散寒、健脾益气以扶正固本。本病案患者缓解期当补肺、健脾、温肾阳，有利于增强体质，减少哮病的复发。

十、咯血案（右侧甲状腺肿瘤）

袁某，男，72 岁，退休工人，2014 年 6 月 22 日初诊。

主诉：咳嗽、痰中带血 1 月余。

患者籍贯是湖北省，居住在成都市高新区中和街道。患者于 1 个多月前出现咳嗽，痰中带血、量不多。1 个月前因咳整口鲜血、量约 30mL，在成都某医院就诊，发现右颈部可扪及一包块，彩超示右颈部有一大小约 4.0cm×5.1cm 的肿块，MRI 示右侧甲状腺有一大小约 3.3cm×3.7cm×0.6cm 的肿块，双肺未见占位，甲状腺肿块病理活检示乳头状癌，患者拒绝手术治疗及化疗等，要求中医药治疗，特来我院名医馆门诊就医。刻下症见咳嗽，痰中带血、量不多，倦怠乏力，纳差，二便可，舌红，少苔，脉细数。

中医诊断：咯血。

中医辨证：阴虚火旺。

西医诊断：右侧甲状腺肿瘤。

治法：养阴清热，润肺化痰。

处方：百合固金汤加减。

熟地黄 10g，生地黄 10g，当归身 6g，白芍 10g，甘草 3g，桔梗 10g，玄参 30g，浙贝母 20g，川贝母 3g，麦冬 15g，百合 20g，白及 20g，阿胶 10g（烊），夏枯草 30g，白花蛇舌草 30g。

煎服法：将上药1剂入砂罐，取生水800mL，浸泡半小时，大火煮沸，中火煎煮约15分钟，共煎3次，每次取汁约100mL，每日1剂，分3次温服，每次100mL，连服7剂。

嘱其保持心情舒畅，忌食辛辣之品，避风寒，慎起居，调情志。

二诊（2014年6月30日）：患者服用上药7剂后，咳嗽减轻，咯血有所减少，舌淡红，苔薄少，继用上方加藕节20g、三七粉3g以凉血止血，使血止而不留瘀。共7剂，煎服法同前。

三诊（2014年7月8日）：患者服用上药7剂后，咯血基本消失，右颈部肿块缩小，食欲增加，偶咳白痰少许，原方去白及、藕节，加人参10g、山茱萸30g以益气养阴止血。

按语：中医学对甲状腺肿瘤早有认识，主要归属于"瘿病"的范畴，《杂病源流犀烛》谓："其皮宽，有似樱桃，故名瘿。"《说文解字》注曰："瘿，颈瘤也。"可见此处的"瘿"就是指甲状腺肿瘤。

甲状腺肿瘤在中医学中的称谓不一。巢元方将"瘿病"分为血瘿、息肉瘿、气瘿三种，孙思邈则将其分为石瘿、气瘿、劳瘿、土瘿、忧瘿，陈无择则提出石瘿、肉瘿、筋瘿、血瘿、气瘿的五类分类法，其中息肉瘿、石瘿、肉瘿均是甲状腺肿瘤性质及质地的具体描述。藏医学统称其为"瘿瘤"，《四部医典》所载之"肉瘿坚硬体大，核瘿坚硬深痛"均与甲状腺肿瘤（尤其是甲状腺瘤）之临床表现贴切。

中医学对瘿病的认识源远流长，历代医家一致认为水土因素、情志内伤是导致本病发生的重要因素。《济生方》一言以概之，曰："夫瘿瘤者，大抵人之气血，循环一身，常欲无滞留之患，调摄失宜，气凝血滞，为瘿为瘤。"可见气、痰、瘀三者壅结于颈前是瘿瘤的基本病理。

　　肿瘤性咯血以邪热、痰瘀和肺损为病因病机之关键，既有外感又有内伤，两者交错，互为因果，病情复杂，正如《证治要诀》所载"热壅于肺能嗽血，火嗽伤肺亦能嗽血。壅于肺者易治，不过凉；已损于肺者难治，已久成劳也"。肿瘤性咯血的常见病因有感受外邪、情志过极、阴虚火旺，三者均能引起机体"热"，甚至"火"的病理改变，从而致迫血妄行，正如《景岳全书》所载"血本阴精，不宜动也，而动则为病；血主营气，不宜损也，而损则为病。盖动者多由于火，火盛则逼血妄行；损则多由于气，气伤则血无以存"。

　　百合固金汤出自《慎斋遗书》，功效是养阴清热、润肺化痰，主治肾水不足、虚火刑金所致的咳嗽气喘、咽喉燥痛、痰中带血或咯血、手足烦热、舌红、少苔、脉细数。方中生地黄、熟地黄滋养肺肾阴液，熟地黄兼能补血，生地黄兼能凉血，并为君药；百合、麦冬滋养肺阴、清肺热并润肺止咳，玄参助二地以滋肾阴、降虚火，三者共为臣药；当归、芍药养血和营，贝母、桔梗化痰止咳，共为佐药；甘草调和诸药为使。诸药合用，使阴液恢复，肺金得固，则咳嗽、吐血诸症自愈。

　　本病案患者为老年男性，初诊时，咳嗽，痰中带血，右颈部肿块，倦怠乏力，纳差，二便可，舌质红，苔薄黄，脉细数。中医辨证为肺肾阴虚火旺，治当养阴清热、润肺化痰，故予百合固金汤加减治疗。同时注意精神及饮食调摄，消除顾虑及紧张情绪，保持心情舒畅。二诊时，咳嗽减轻，咯血有所减少，继用上方加藕节20g、三七粉3g以凉血止血，使血止不留瘀。三诊时，咯血基本消失，右颈部肿块缩小，食欲增加，偶咳白痰少许，原方去白及、藕节，加人参 10g、山茱萸 30g 以加强益气养阴止血之功。

十一、肺痈案（肺脓肿）

李某，男，60 岁，农民，2013 年 7 月 10 日初诊。

主诉：咳吐脓血痰半年，加重伴发热 5 天。

患者籍贯是四川省内江市资中县，居住地气候炎热，环境一般。患者半年前受凉后出现咳嗽，咳脓血痰，伴发热，在当地医院经西医抗生素等治疗后仍反复咳脓血痰，时有发热，症状时轻时重。近 5 天因受凉咳嗽、咳痰加重，咯吐脓血，时有胸闷、胸痛，寒战，发热（体温最高 39℃），呼吸困难，不能平卧，无恶心、呕吐，无腹痛、腹胀、腹泻，饮食、睡眠欠佳。曾先后静脉滴注头孢他啶、左氧氟沙星等，口服地塞米松（具体剂量不详），病情未见好转，为求进一步治疗而入院。刻下症见咳嗽，咳脓血痰、有腥臭味，痰多喘急，心中烦满，不能平卧，身热，烦躁，乏力，口渴欲饮，纳差，尿黄，大便可，舌略紫黯，苔黄腻，脉滑数、沉取无力。血常规示白细胞明显增高。胸部 CT 提示右肺有一圆形阴影，有脓腔形成，脓腔周围多伴有不同程度炎症浸润，脓腔内可见液平面，病灶边缘模糊而不规则。因此前多种抗生素治疗无效，故暂不使用抗生素。

中医诊断：肺痈。

中医辨证：溃脓期。

西医诊断：慢性肺脓肿。

辨证论治：此为热毒蕴肺，郁久热盛而化脓，病久气阴耗损。热毒犯肺，肺失宣肃则咳嗽；热盛肉腐而咳吐脓血痰；痰阻气道则心中烦满、不能平卧。久病痰热灼伤津液，肺气阴两伤，则见乏力、尿黄、脉沉取无力。舌紫黯、苔黄腻、脉滑数为热毒蕴肺之征。法当排脓解毒为主，养阴益气为辅，选用加味桔梗汤合沙参麦冬汤加减治疗。

处方：桔梗 15g，薏苡仁 30g，川贝母粉 10g（冲服），金银花 15g，白及 15g，橘红 10g，鱼腥草 30g，败酱草 20g，黄芩 15g，沙参 30g，麦冬 15g，扁豆 20g，桑叶 15g，芦根 30g，天花粉 20g，甘草 6g。共 6 剂。

煎服法：将上药 1 剂入砂罐，取生水 800mL，浸泡半小时，大火煮沸，中火煎煮约 15 分钟，共煎 3 次，每次取汁约 100mL，每日 1 剂，分 3 次饭后半小时温服，每次 100mL，连服 6 剂。服药后若出现大便略稀属正常现象。

嘱其忌食肥肉厚味及辛辣之品。

二诊（2013 年 7 月 17 日）：患者服用前方 6 剂后脓血痰较前减少，心中烦满、胸痛减轻，但低热未退，纳略转佳，舌略紫黯，苔黄，脉细滑，此为热毒蕴肺明显减轻，但肺余热未清，肺阴未复，效不更方，再服上方 6 剂以冀获效，煎服法同前。

三诊（2013 年 7 月 24 日）：患者服用前方后咳吐脓痰显著减少、腥味显著减轻、血量显著减少，不发热，感疲乏，纳转佳，舌红略黯，苔薄黄，脉细滑。此肺热渐得清肃之故，但病久气阴两伤，难以速效。上方去川贝母，加黄芪 30g。共 6 剂，煎服法同前。

四诊（2013 年 7 月 31 日）：患者服用前方 6 剂后自觉咯脓血症状缓解，要求出院。出院时脓痰已无，腥味消失，时有气短，咽干，纳可，形体渐丰，舌质略红，苔薄黄，脉虚。血常规正常，胸部 CT 提示右肺圆形阴影较入院时明显缩小。辨证为肺痈恢复期，邪气渐去，正气渐复，肺热已退，治当扶正以祛余邪，以健脾补肺、益气养阴为主，祛邪为辅，以冀全善。选用《千金》苇茎汤合四君子汤、生脉散加减以巩固治疗。

处方：芦根30g，桃仁15g，薏苡仁30g，冬瓜仁15g，桔梗15g，白及15g，黄芪30g，太子参30g，麦冬15g，五味子10g，白术15g，藕节20g，甘草6g。6剂，水煎服，每日1剂，每日3次。

按语：肺痈是以发热、咳嗽、胸痛、咳吐腥臭浊痰，甚则咳吐脓血痰为主要临床表现的一种病症。本病的主要病机是热毒瘀结于肺，以致肺叶生疮，肉败血腐，形成脓疡，肺络损伤，脓疡内溃外泄。《金匮要略》首次列有肺痈病名，并作专篇进行讨论，如《金匮要略》载"咳而胸满，振寒脉数，咽干不渴，时出浊唾腥臭，久久吐脓如米粥者，为肺痈"。

本病案患者初诊时咳脓血痰、有腥臭味，痰多喘急，处于溃脓期，但溃后脓毒不尽，邪恋正虚，迁延反复，日久不愈，病势时轻时重，而转为慢性。入院前在其他医院已用多种抗生素无效，故未使用抗生素。清热散结、解毒排脓以祛邪，是治疗肺痈的基本原则。针对不同病期，分别采取相应治法。溃脓期当排脓解毒，久病邪恋正虚者当扶正祛邪。《外科正宗》对肺痈初起、已成、溃后的临床表现作了详细的描述，根据病机演变提出了脓成者则平肺排脓、脓溃正虚者宜补肺健脾的治疗原则。本病案患者久病痰热灼伤津液，肺气阴两伤，法当排脓解毒为主、养阴益气为辅，故予以加味桔梗汤合沙参麦冬汤加减治疗。加味桔梗汤出自《医学心悟》，方中桔梗宣肺祛痰，排脓散结；薏苡仁、贝母、橘红化痰散结排脓；金银花、甘草清热解毒；白及凉血止血；葶苈子泻肺平喘。本病案中另加黄芩、鱼腥草、败酱草等药以清肺解毒排脓。沙参麦冬汤来源于《温病条辨》，本病案应用沙参麦冬汤的目的在于加强益气养阴之效。两方合用达到排脓解毒、养阴益气之功，祛邪为主，兼顾扶正，切中病机。

二诊时，脓血痰较前减少，热毒蕴肺明显减轻，但肺余热未清，肺阴未复，效不更方，再进上方 6 剂以冀获效，煎服法同前。

三诊时，患者咳吐脓痰显著减少、腥味显著减轻、血量显著减少，不发热，感疲乏，纳转佳，舌红略黯，苔薄黄，脉细滑，肺之热毒渐得清肃，但病久气阴两伤，难以速效。故继用上方去川贝母，加黄芪 30g 以加强益气扶正之功，达到祛邪扶正的目的。

四诊时，患者脓痰已无，腥味消失，血常规正常，胸部 CT 提示右肺圆形阴影较入院时明显缩小。辨证为肺痈恢复期，邪气渐去，正气渐复，肺热已退，治当扶正以祛余邪，以健脾补肺、益气养阴为主，祛邪为辅，以冀全善。选用《千金》苇茎汤合四君子汤、生脉散加减以巩固治疗。因胸部 CT 示肺脓肿未完全吸收，仍需继续祛邪，《千金》苇茎汤为此而设。《千金》苇茎汤是治肺痈的常用方，《成方便读》载其"痈者，壅也，犹土地之壅而不通也。是以肺痈之证，皆由痰血火邪互结肺中，久而成脓所致。桃仁、甜瓜子皆润降之品，一则行其瘀，一则化其浊。苇茎退热而清上，苡仁除湿而下行。方虽平淡，其散结通瘀、化痰除热之力，实无所遗。以病在上焦，不欲以重浊之药重伤其下也"。生脉散出自《医学启源》，《古今名医方论》中柯韵伯曰："麦冬甘寒，清权衡治节之司；人参甘温，补后天营卫之本；五味酸温，收先天天癸之原。三气通而三才立，水升火降，而合既济之理矣。"本病案加藕节以凉血生津，继用黄芪以益气扶正，符合《外科正宗》对肺痈脓溃正虚者提出的宜补肺健脾的治疗原则。

十二、内伤发热案（不明原因高热）

【验案1】

昌某，女，66岁，退休干部，2014年3月22日初诊。

主诉：无明显诱因持续高热1月余。

患者籍贯是四川省成都市，居住在成都市青羊区。患者于1个月前无明显诱因出现高热（最高达39℃），伴畏寒，无明显咳嗽、咽痛等症状，无恶心、呕吐、腹泻，曾在某三甲综合医院住院治疗，住院期间予以抗感染及对症治疗，仍然高热不退，血常规提示白细胞减少（$2.9×10^{12}$/L），不宜继续使用抗生素，尿常规、大便常规、胸部CT均未见明显异常，结核菌素试验阴性，既往体弱。患者为寻求进一步诊治，故来我院门诊就医。刻下症见形体瘦小，面色㿠白，畏寒重，时有发热，语声低微，气怯，大便干结，小便溲长，纳差，腹胀，口淡无味，舌淡，苔薄白，脉虚大而数，体温38.8℃。

中医诊断：内伤发热。

中医辨证：气虚发热。

西医诊断：不明原因高热。

治法：补中益气，甘温除热。

处方：补中益气汤加减。

黄芪18g，白术15g，党参20g，当归10g，升麻6g，柴胡6g，陈皮15g，桂枝10g，白芍30g，炙甘草10g，干姜15g，生姜10g，大枣6枚。共4剂。

煎服法：将上药1剂入砂罐，取生水1000mL，浸泡半小时，大火煮沸，中火煎煮约 15 分钟，共煎 3 次，每次取汁约 150mL，每日 1 剂，分 3 次服用，每次 150mL。

嘱其忌食辛辣厚味之品，避风寒，慎起居，调情志。

二诊（2014 年 3 月 26 日）：患者服用前方后发热明显减轻，体温波动在 37.5～38℃，畏寒减轻，语声较高，无气怯，二便可，纳转佳，时有腹胀，口淡无味，汗多，舌淡红，苔薄白，脉沉弱。效不更方，继用前方加大黄芪剂量至 30g，加浮小麦 30g、枳壳 15g，共 6 剂，煎服法及调护同前。

三诊（2014 年 4 月 2 日）：患者服用前方后体温递降至正常，无畏寒，精神转佳，食欲增进，腹胀消失。嘱常服补中益气丸，避免劳累，禁食生冷。

2 个月后随访，患者一般情况好，未再发热。

按语：内伤发热，大体可归纳为虚、实两类。由肝经郁热、瘀血阻滞及痰湿停聚所致者属实，其基本病机为气、血、痰湿等郁结壅遏化热而引起发热。由中气不足、血虚失养、阴精亏虚及阳气虚衰所致者属虚，因气属阳的范畴，血属阴的范畴，此类发热均由阴阳失衡所导致。或为阴血不足，阴不配阳，水不济火，阳气亢盛而发热；或因阳气虚衰，阴火内生，阳气外浮而发热。本病病机可由一种或多种病因同时引起，如气郁血瘀、气阴两虚、气血两虚等。久病往往由实转虚，由轻转重。若瘀血病久，损及气、血、阴、阳，可分别兼见气虚、血虚、阴虚或阳虚，而成为虚实兼夹之证，此种情况较为多见。若气郁发热日久，热伤阴津，则会转化为气郁阴虚之发热；若气虚发热日久，病损及阳，则发展为阳虚发热。

本病案患者经过抗感染、对症退热等治疗后无效，中医辨证为气虚发热，气虚发热多由脾胃气虚所引起，正如《脾胃论》所载

"脾胃气虚，则下流于肾，阴火得以乘其土位，故……身热而烦"。劳则气耗，故劳倦则复发或加重；脾胃虚弱，运化失职，则饮食乏味、声低气短；气虚卫外不固，则畏寒、汗多；舌淡、苔薄、脉大无力皆属气虚之象。故方用补中益气汤甘温除大热，疗效确切。

【验案2】

余某，女，34岁，干部，2013年7月21日初诊。

主诉：发热、畏寒伴头痛20天。

患者居住在成都市武侯区，2013年7月5日患者因"发热畏寒伴头痛5天"到我院住院治疗。患者于入院前5天食羊肉汤后出现畏寒，高热，头痛，伴有腹泻，呕吐，稀水样大便、每日4～6次，大便常规未见异常。患者服用诺氟沙星、静脉滴注利巴韦林及青霉素3天，腹泻止而高热不退，体温波动在39～40.2℃，持续性头胀痛，暮间阵发性加剧，既往体健。辅助检查示红细胞（15～18）×10⁹/L，中性粒细胞比率0.87～0.92，淋巴细胞比率0.08～0.13，血小板（240～310）×10⁹/L，尿蛋白（＋～＋＋），大便常规、脑脊液常规、胸部X线片及头部CT均未见明显异常。入院后进行全面检查，先后使用青霉素、头孢美唑、利巴韦林及头孢曲松抗感染，同时使用吲哚美辛、地塞米松、氢化可的松及物理降温等方法抗炎解热镇痛，治疗15天无效，体温持续在39.6℃左右，暮间加重伴剧烈头痛，无呕吐及脑膜刺激征。先后进行4次外斐反应、4次肥达试验、4次血培养、3次肾功能检查、3次血液电解质检查均正常，末梢血检查血细胞无异常，复查脑脊液常规、头部CT、胸部X线片均正常。红细胞沉降率（血沉）37mm/h，B超及腹部CT检查提示肝脏、胰腺、肾脏轻度肿大，经全科讨论及全院会诊未能明确诊断。2013年7月21日决定停用抗生素，改用中医药治疗。刻下症见壮热，畏寒，头胀痛、暮夜加重，面红耳赤，口苦咽干，大汗后体温下将、旋即复升，舌红绛，少苔，脉细数。

中医诊断：内伤发热。

中医辨证：热毒内伏，气阴两伤。

西医诊断：不明原因高热。

治法：清热解毒，益气滋阴，退蒸透热。

处方：青蒿鳖甲汤加减。

板蓝根 30g，金银花 15g，黄芩 15g，山豆根 10g，黄芪 30g，青蒿 10g，知母 10g，鳖甲 10g（先煎），生地黄 15g，牡丹皮 10g，地骨皮 10g，银柴胡 10g，芦根 15g，白茅根 15g，炒麦芽 10g。

煎服法：取生水 600mL，先煎鳖甲 10 分钟，纳诸药，大火煮沸，中火煎煮约 10 分钟，共煎 3 次，每次取汁约 100mL，每日 1 剂，分 3 次服用，每次 100mL，连服 3 剂。服药后大便略稀属正常现象。

嘱其多饮水，忌食辛辣厚味之品，避风寒，慎起居，调情志。

二诊（2013 年 7 月 24 日）：患者服用前方后发热明显减轻，体温波动在 37.5～38.5℃，畏寒、头胀痛、口苦咽干减轻，汗多，舌红，少苔，脉细数。效不更方，继用上方 3 剂，煎服法及调护同前。

三诊（2013 年 7 月 27 日）：患者服用前方后体温递降至正常，暮时微热（体温 37.4℃），头痛锐减，精神转佳，食欲增进，可下床自由活动，伴轻度咳白痰，盗汗，舌淡红，少苔，脉细数。证属肺气阴两虚，治宜益气养阴为主，选用沙参麦冬汤加减治疗。

处方：北沙参 15g，麦冬 15g，玉竹 10g，党参 10g，桑叶 10g，黄芪 30g，地骨皮 12g，银柴胡 10g，煅龙骨 30g（先煎），煅牡蛎

30g（先煎），五味子 6g，麻黄根 6g，生三仙各 10g，生甘草 6g。共 6 剂。

　　煎服法：将上药 1 剂入砂罐，取生水 600mL，浸泡半小时，大火煮沸，中火煎煮约 15 分钟，共煎 3 次，每次取汁约 100mL，每日 1 剂，分 3 次服用，每次 100mL。

　　患者服用前方 5 剂后症状消失，治愈出院。2 个月后随访，患者一般情况好，未再发热。

　　按语：西医学认为，致热源较常见于病原微生物及其毒素。中医学认为"毒从邪入，热由毒生，瘀由毒结"，故温热病发病与毒有关。清热解毒则为治热之本，然而温热病至后期，常由"壮火食气""久热耗阴"导致气阴两伤，形成实中有虚、正虚邪恋的病证，故善治温热病虚像显露者，应以清热解毒为本，兼以益气养阴、退蒸透热治之，则收效明显。

　　本病案患者经过多种抗生素、抗病毒药物及大剂量糖皮质激素等治疗无效。其"壮热畏寒"系"热极生寒"，故用激素大汗后体温下降、旋即复升，可推知其热毒深伏；头胀痛、面红赤为热邪上扰，气血逆乱所致；暮间热重、咽干、舌红绛、少苔、脉细数等为阴虚之征。本病案患者证属热毒深伏、气阴两伤，故用板蓝根、金银花、黄芩、山豆根清热解毒为主，达到邪去则正安、热退则津还之目的；合用青蒿鳖甲汤加味益气养阴、退蒸透热为辅；佐以芦根、白茅根、炒麦芽清热利尿、生津止渴、健脾和胃，并有使热毒从小便下泄之功。关于青蒿鳖甲汤，《温病条辨》载"青蒿鳖甲汤用小柴胡法而小变之，却不用小柴胡之药者，小柴胡原为伤寒立方，疟缘于暑湿，其受邪之源，本自不同，故必变通其药味以同在少阳一经，故不能离其法。青蒿鳖甲汤以青蒿领邪，青蒿较柴胡力软，且芳香逐秽，开络之功则较柴胡有独胜。寒邪伤阳，柴胡汤中之人参、甘草、生姜，皆护阳者也；暑热伤阴，故改用鳖甲护阴，鳖甲乃蠕动之物，且能入阴络搜邪。柴胡汤以胁痛、干呕为饮邪所致，故以姜、半通阳降阴而清饮邪；青蒿鳖甲汤以邪热伤阴，则用知母、花粉以清邪热而止渴，丹皮清少阳血分，桑叶清少阳络中气分。宗古法而变古方者，以邪之偏寒偏热不同也。此叶氏之读古书、善用古方，岂他人之死于句下者所可同日语哉"。诸药合用，全方共奏清热解毒、益气滋阴、退蒸透热之功，药切病机，投之立效，6剂热退。三诊时热毒已去，患者暮间微热，结合舌脉，此为肺气阴两伤明显，治宜养阴清热、扶正祛邪，予以沙参麦冬汤加减以善其后。因此，在温热病诊疗过程中，除审证察变，因变施治外，还应抓住"热毒"这个关键，治以清热解毒为主，全面兼顾，收效快捷。

十三、久咳案（慢性支气管炎）

【验案1】

徐某，女，76岁，退休职员，2013年2月1日初诊。

主诉：反复咳嗽20年，加重2个月。

患者籍贯是四川省简阳市，居住在成都市怡丰新城。患者20年前冬季受凉后出现咳嗽、咳痰，夜间及晨起为重，经中西药（具体不详）对症治疗后症状稍有减轻，但未完全缓解，一直持续至次年春季天气转暖方可缓解。此后每年冬季便发作咳嗽、咳痰，轻则发作后经中西药对症治疗10余天可缓解，重则服药无效。患者于2个月前开始发作咳嗽、咳痰，夜间及晨起为重，咳出大量白色黏痰，夜间咳嗽剧烈时伴轻度喘憋。其先后多次就诊，诊断为慢性支气管炎，曾服用青霉素 V 钾片、阿莫西林、左氧氟沙星、阿奇霉素等消炎药，溴己新（必嗽平）、复方甘草合剂等止咳化痰药，均未显效。后又服用中药通宣理肺丸、川贝枇杷膏、小青龙颗粒等也无效果。患者发病以来无发热，无咳吐黄痰、脓痰，无咯血等症状。患者为寻求进一步诊治，故来我院门诊就诊。刻下症见咳嗽、咳声重浊，夜间及晨起为重，咳吐白痰、量多质稀、有咸味，咳嗽剧烈时伴胸闷、胸痛，畏寒，纳差，大便可，夜尿频数，眠差，舌淡略胖，苔白滑，脉弦紧。血常规未见异常，胸部 X 线片提示慢性支气管炎改变。

中医诊断：久咳。

中医辨证：表寒里饮。

西医诊断：慢性支气管炎（急性发作期）。

治法：温肺化饮。

处方：小青龙汤加减。

炙麻黄 10g，白芍 10g，五味子 6g，桂枝 10g，干姜 10g，制半夏 10g，炙甘草 6g，细辛 3g。共 6 剂。

煎服法：取生水 600mL，先煎麻黄二沸，去上沫，纳诸药，大火煮沸，中火煎煮约 12 分钟，共煎 2 次，每次取汁约 150mL，每日 1 剂，分 3 次温服，每次 100mL。

嘱其忌食辛辣厚味及生冷之品，避风寒，慎起居，调情志。

二诊（2013 年 2 月 8 日）：患者服用前方 6 剂后咳嗽、畏寒症状改善，无胸闷、胸痛，纳差，二便调，舌淡红，苔薄白，脉滑。守上方去麻黄、五味子，加白术 10g、防风 10g、黄芪 20g，继服 6 剂。

煎服法：将上药 1 剂入砂罐，取生水 600mL，浸泡半小时，大火煮沸，中火煎煮约 15 分钟，共煎 3 次，每次取汁约 100mL，每日 1 剂，分 3 次温服，每次 100mL，连服 6 剂。

调护同前。

2 个月后随访，患者无明显咳嗽，一般情况较好。

按语：咳嗽是指因外感或内伤等因素，导致肺失宣肃，肺气上逆，冲击气道，发出咳声或伴咳痰为临床特征的一种病证。《黄帝内经》对咳嗽的病因、病机、证候分类、证候转归及治疗等问题已做了较系统的论述。《伤寒杂病论》不仅拟出了不少治疗咳嗽行之有效的方剂，还体现了对咳嗽进行辨证论治的思想。《景岳全书》载"以余观之，则咳嗽之要，止惟二证，何为二证？一曰外感，一曰内伤，而尽之矣"，将咳嗽分为外感、内伤两类。《明医杂著》指出咳嗽的治法须分新久虚实。外感咳嗽属邪实，多是新病，常常在不慎受凉后突然发生，病理因素以风、寒、暑、湿、燥、火为主，多表现为风寒、风热、风燥相合为病。内伤咳嗽属邪实与正虚并见，他脏及肺者，多因邪实导致正虚；肺脏自病者，多因虚致实。其病理因素主要为"痰"与"火"，但痰有寒热之别，火有虚实之分，痰可郁而化火，火能炼液灼津为痰。外感咳嗽与内伤咳嗽可相互影响为病，病久则邪实转为正虚。外感咳嗽若迁延失治，邪伤肺气，更易反复感邪，而致咳嗽屡作，久则从实转虚，肺脏虚弱，阴伤气耗，转为内伤咳嗽；肺脏有病，卫外不固，易受外邪引发或加重，特别在气候变化时尤为明显。由此可知，咳嗽虽有外感、内伤之分，但有时两者又可互为因果。

本病案患者为寒饮伏肺所致的内伤咳嗽，故选用小青龙汤加减治疗。小青龙汤出自《伤寒论》，是张仲景治疗寒饮咳喘的一首名方。《伤寒论》载"伤寒表不解，心下有水气，干呕发热而咳，或渴，或利，或噎，或小便不利，少腹满，或喘者，小青龙汤主之"，其辨证要点是咳喘痰多，痰涎清稀有泡沫，或痰稠但明亮清澈、状如蛋清，舌淡嫩而胖，苔水滑或滑润，脉多沉弦或浮紧。《难经》载"形寒饮冷则伤肺"。本方可治疗表寒里饮的咳嗽，方中麻黄、桂枝相须为君，发汗散寒以解表邪，且麻黄又能宣发肺气以平喘咳，桂枝化气行水以利里饮之化；干姜、细辛为臣，温肺化饮，兼助麻黄、桂枝解表祛邪；佐用半夏，燥湿化痰，和胃降逆；然素有痰饮，脾肺本虚，若纯用辛温发散，恐耗伤肺气，故佐以五味子敛肺止咳、白芍和养营血，两药与辛散之品相配，一散一收，既可增强止咳平喘之功，又可制约诸药辛散温燥太过之弊；炙甘草兼为佐使之药，既可益气和中，又能调和辛散酸收之品。药虽八味，但配伍严谨，散中有收，开中有合，使风寒解、水饮去、宣降复，则诸症自平。故疗效卓著，屡用屡效。

【验案 2】

何某，女，54 岁，干部，2013 年 1 月 31 日初诊。

主诉：反复咳嗽、咳痰 3 年，加重 1 个月。

患者籍贯是四川省乐山市，居住在四川省乐山市。患者于 3 年前一次感冒后开始出现咳嗽、咳痰，经抗生素治疗后，虽症状有所缓解，但每次生气后则易反复，曾在北京某医院就诊，诊断为慢性支气管炎，发作时自行服用感冒药（具体不详）可好转。近 2 个月，因家中琐事而忧恼，再次发病且症状加重，故至本院门诊治疗。刻下症见咳嗽频作，时而呛咳，咳痰白且黏，胸膈满闷，气上逆为甚，神情抑郁，咽喉似有物梗阻，嗳气、纳少、气急，二便尚调，舌淡红，苔薄白微腻，脉弦滑。血常规无异常，胸部 X 线片提示慢性支气管炎改变。

中医诊断：久咳。

中医辨证：肝郁痰阻。

西医诊断：慢性支气管炎（急性发作期）。

治法：疏肝解郁，理气化痰。

处方：半夏厚朴汤、越鞠丸合逍遥散加减。

苍术 10g，制香附 10g，法半夏 10g，茯苓 10g，浙贝母 10g，厚朴 10g，建神曲 10g，橘红 10g，柴胡 10g，白芍 15g，川芎 10g，紫苏叶 8g，炙甘草 5g。共 6 剂。

煎服法：将上药 1 剂入砂罐，取生水 600mL，浸泡半小时，大火煮沸，中火煎煮约 15 分钟，共煎 3 次，每次取汁约 100mL，每日 1 剂，分 3 次温服，每次 100mL。

嘱其忌食辛辣厚味及生冷之品，避风寒，慎起居，调情志。

二诊（2013 年 2 月 8 日）：患者服用前方 6 剂后自觉精神好转，心绪亦稍觉舒畅，咳嗽、咳痰明显减轻，喉间梗物感消失，舌脉同上，辨治同前，效不更方，继服前方 6 剂，煎服法及调护同前。

三诊（2013 年 2 月 17 日）：患者服用前方后神佳，心绪舒畅，无明显咳嗽、咳痰，喉间梗物感消失，舌淡红，苔薄白，脉和缓。嘱其服用中成药逍遥丸调理半月余。

电话随访，患者咳嗽气急皆平，纳可，病情稳定，其间虽有情绪波动，病情未反复。

按语：慢性支气管炎是指气管、支气管及其周围组织的慢性非特异性炎症，其发病与病毒、细菌感染、理化刺激、呼吸道局部防御及免疫功能降低、自主神经功能失调等有关。临床上以长期咳嗽、咳痰，或伴有喘息为特征，常发于冬、春及秋季。发病初期症状较重，待病变进展到肺气肿、肺心病时，可导致心肺功能损害，严重的可影响劳动力及健康。

慢性支气管炎属于中医学"久咳"的范畴。古人曾将无痰而有声者称为咳，无声而有痰者称为嗽，既有痰又有声者称为咳嗽。《灵枢经》载"肺手太阴之脉……是动则病肺胀满，膨膨而喘咳……是主肺所生病者，咳，上气喘喝"，指出咳嗽的病位在肺。《素问》载"肺之合也，皮毛先受邪气，邪气以从其合也。其寒饮食入胃，从肺脉上至于肺则肺寒，肺寒则外内合邪因而客之，则为肺咳"，详述了导致肺病而咳的原因。《黄帝内经》在认识到咳嗽属肺的同时，又指出"五脏六腑皆令人咳，非独肺也"，五脏六腑之咳"皆聚于胃，关于肺"，说明其他脏腑受邪，皆可影响到肺而发生咳嗽。《景岳全书》中首次执简驭繁地把咳嗽分为外感和内伤两大类，并提出外感咳嗽宜"辛温"发散为主，内伤咳嗽宜"甘平养阴"为主的治疗原则，丰富了咳嗽辨证论治的内容，为后世的咳嗽诊治奠定了基础。现代医家治疗慢性支气管炎，大凡急性发作期的多为痰浊阻肺证、痰热壅肺证、表寒里饮证等，应着重祛痰宣肺，在表证未控制之前，不能过早扶正固表，以免恋邪；缓解期以正虚为主，缓则治其本，重在辨治本证；慢性迁延期证属正虚邪恋，治宜标本兼顾。总之，临证治病，需胸有定见，分清标本虚实。

本病案患者因肝气郁结、气郁痰阻而咳嗽，此已非外感咳嗽，实为内伤致病之证。肺失清肃，金不制木，肝气上逆，故生痰致咳。因此，不能直接治肺，而是木郁则达之，气滞则利之，选用半夏厚朴汤、越鞠丸合逍遥散加减治疗。逍遥散重在疏肝，越鞠丸、半夏厚朴汤则重在理气，均非直接治咳之剂，然三方合为一体，疏肝、理气、解郁、化痰，实为对症之方，故服后气顺则郁解，一身津液得以正常输布，咳嗽、咳痰乃愈。

　　半夏厚朴汤源自《金匮要略》，是主治咽喉部有异物感的专方。《金匮要略》载"妇人咽中如有炙脔，半夏厚朴汤主之"，中医常用"炙脔"比喻堵塞咽喉中的痰涎，吐之不出，吞之不下，古人称之为"梅核气"，女性尤其多见。本病案患者神情抑郁，咽喉似有梗物，与此症状相似。《医宗金鉴》载"此病得于七情郁气，凝涎而生。故用半夏、厚朴、生姜，辛以散结，苦以降逆；茯苓佐半夏，以利饮行涎；紫苏芳香，以宣通郁气，俾气舒涎去，病自愈矣"。越鞠丸出自《丹溪心法》，为通治气、血、火、湿、痰、食六郁之剂，重在行气解郁。《医方考》载"诸郁者此方主之。越鞠者，发越鞠郁之谓也。香附开气郁，苍术燥湿郁，抚芎调血郁，栀子解火郁，神曲消食郁。陈来章曰：皆理气也，气畅则郁舒矣"。逍遥散是《太平惠民和剂局方》中的名方，脱胎于张仲景四逆散、当归芍药散之法，有疏肝解郁之功。

　　为医者凡治咳嗽要分清内外所因及其结果，咳嗽不能一味治肺，否则势必加剧肝气上逆、肺失清肃之势，咳嗽则随之益剧矣；为医者不可不知新病久病之异，若久则多有郁结，务要开郁散结。若不详审细辨，拘泥常法，常不能达到满意效果。

【验案 3】

　　周某，女，76 岁，2014 年 2 月 1 日初诊。

　　主诉：反复咳嗽、咳痰 20 余年，加重 2 个月。

　　患者居住在成都市，居处气候寒冷。患者于 20 年前冬季受凉后出现咳嗽、咳痰，夜间及晨起为重，经中西药（具体不详）对症治疗后症状稍有减轻，但未完全缓解，一直持续至次年春季天气转暖方可缓解。此后每年冬季便发作咳嗽、咳痰，轻则发作后经中西药对症治疗 10 余天可缓解，重则服药无效。患者于 2 个月前开始发作咳嗽、咳痰，夜间及晨起为重，咳出大量白色黏痰，夜间咳嗽剧烈时伴轻度喘憋。其先后多次就诊，诊断为慢性支气管炎，曾服用青霉素 V 钾片、莫西沙星、左氧氟沙星、阿奇霉素等消炎药，溴己新（必嗽平）、复方甘草合剂等止咳化痰药，均未显效。后又服用中药通宣理肺丸、川贝枇杷膏、小青龙颗粒等也无效果。患者发病以来无发热，无咳吐黄痰、脓痰，无咯血等症状。刻下症见咳嗽，咳痰，夜间及晨起为重，咳吐大量白色黏痰，夜间咳嗽剧烈时伴轻度喘憋、胸痛，泛酸、胃灼热，胃脘胀痛不适，饮食减少、有时食后腹胀，嗳气，大便干燥、2 ～ 3 日 1 次，夜尿频数，睡眠差，舌质淡，苔白腻，脉弦。

中医诊断：久咳。

中医辨证：脾肾阳虚，痰湿蕴肺。

西医诊断：慢性支气管炎（急性发作期）。

治法：宣肺化痰止咳为主，辅以温补脾肾。

处方：二陈汤合止嗽散加减。

茯苓 15g，橘红 10g，炙枇杷叶 10g，炙甘草 6g，鱼腥草 10g（后下），紫菀 10g，百部 10g，桔梗 10g，白前 10g。6 剂，水煎服，每日 1 剂，分 2 次服。

肾气丸，每日 1 次，睡前服用，每次 6g（1 丸）。

二诊（2014 年 2 月 7 日）：患者服上药 6 剂后来诊，诉效果不明显，诸症同前，考虑咳吐白痰、量多质稀，当辨证为寒饮伏肺，故改用小青龙汤温散寒饮。

处方：炙麻黄 10g，白芍 10g，五味子 6g，桂枝 10g，干姜 10g，制半夏 10g，炙甘草 6g，细辛 3g。6 剂，水煎服，每日 1 剂，分 2 次服。

三诊（2014 年 2 月 13 日）：患者服上药后，咳嗽略减，但仍泛酸、胃灼热，胃脘胀痛不适，饮食减少，有时食后腹胀，嗳气，考虑患者可能是脾虚生痰，故又改用六君子汤以健脾化痰、调理脾胃。

处方：党参 10g，茯苓 15g，白术 15g，陈皮 10g，制半夏 12g，炙甘草 6g，生姜 3 片，大枣 3 枚。6 剂，水煎服，每日 1 剂，分 2 次服。

四诊（2014 年 2 月 20 日）：患者服上药后效果不显，仍见咳嗽，咳痰、质稀色白，嗳气不除，心下痞塞，舌淡，苔白腻，脉弦。辨证似属痰湿中阻、胃失和降，治疗当以化痰降气为主，选用旋覆代赭汤加减治疗。

处方：旋覆花 10g（包煎），代赭石 15g，党参 10g，制半夏 12g，生姜 12g，大枣 12 枚，炙甘草 6g，枇杷叶 10g。6 剂，水煎服，每日 1 剂，分 2 次服。

五诊（2014 年 2 月 26 日）：患者服上药后嗳气略减，但仍有嗳气，尤其是在午后及夜间饮水后便发作嗳气，胃脘胀满，有时嗳气不能顺利排除，便觉胸闷憋气，甚为痛苦。咳嗽、咳痰同前，夜尿仍频，舌质淡，苔白腻，脉弦滑而大、重按无力。此证当属上盛下虚之苏子降气汤证。

处方：紫苏子 15g，橘红 10g，半夏 15g，肉桂 8g，前胡 10g，厚朴 10g，当归 10g，炙甘草 6g，沉香 6g。6 剂，水煎服，每日 1 剂，分 2 次服。

患者服上药 6 剂后病情减轻，效果明显，继服 6 剂后症状消失，病告痊愈。

按语：慢性支气管炎是指气管、支气管黏膜及其周围组织的慢性非特异性炎症。气管、支气管黏膜慢性炎症细胞浸润，杯状细胞增多，支气管黏膜下腺体肥大，黏液分泌过多，以致慢性发作性咳嗽、咳痰或伴有喘息，常有反复急性发作。慢性支气管炎起病缓慢，临床以慢性反复发作性咳嗽、咳痰或伴有喘息为特征，冬季或气候突变时加剧，气温转暖和夏季缓解，晚期炎症加重，症状长期存在，不分季节。慢性支气管炎属于中医学"久咳""喘证""痰饮"的范畴。咳嗽一症，虽非大病，但临床较为常见，治不得法，往往缠绵难愈，给患者造成很大的痛苦。有关咳嗽的论治，历代方书论之甚详，其良方妙药亦非常繁多，反而使人有莫知适从之感。

本病案患者年过半百，脾肾之阳气渐衰，脾胃乃后天之本，气血生化之源，胃主受纳，脾主运化，脾阳不足则脾失健运，停湿生痰，上渍于肺，蕴遏肺气，故咳嗽痰多，咳声重浊；痰湿中阻，故见胸闷、胸痛；由于冬季、夜间及晨起均为阴气盛而阳气衰之时，故病在此时发作或加重；痰有咸味、夜尿频数均为肾阳虚之候；脾失健运，肺失宣降，大肠传导失职，故见大便干燥；舌淡、苔白腻乃脾虚痰湿之象。故初诊时辨证为脾肾阳虚、痰湿蕴肺之证，选用二陈汤合止嗽散加减以宣肺化痰止咳为主，同时选用肾气丸（睡前服1丸）辅以温补脾肾，此所谓标本兼治之法。其中二陈汤出自《太平惠民和剂局方》，为治痰之剂；止嗽散出自《医学心悟》，具有开门逐寇之法，善治外感风寒邪气，咳嗽反复不愈，尤以咳嗽夜间为重及晨起痰多之证用之殊效。此二方可谓治疗咳嗽较为常用之法，但患者服用6剂无效，说明药未中的，故二诊时改用小青龙汤治疗。小青龙汤出自《伤寒论》，是张仲景用于治寒饮咳喘的一首名方，其辨证要点是咳喘痰多，痰涎清稀有泡沫，或痰稠但明亮清澈、状如蛋清、冷如凉粉，舌淡嫩而胖，苔水滑或滑润，脉多沉弦或浮紧。本方治疗寒饮咳喘，疗效卓著，屡用屡效，但此方辛烈峻猛，能伐阴动阳，下拨肾根，损伤脾胃，因此，对于年老体弱或脾胃虚弱的患者要慎用。本病案患者素有胃病，方中细辛、麻黄、桂枝等辛散之品刺激脾胃，故服药后虽咳嗽略减但胃病加重，以致不得不调理脾胃，遂在三诊时改用六君子汤治疗。此方用意有二：一为健脾化痰止咳。《素问》虽有"五脏六腑皆令人咳，非独肺也"之说，但咳嗽与脾肾较为密切，昔贤云新咳在肺，久咳在肾，痰咳在脾，可称要言不烦。在脾者用六君子汤，正所谓"脾为生痰之源，肺为贮痰之器"，健脾化痰以止咳也。二是调理脾胃。此方可谓一举两得之法，然仍未中的，此时以胃病为苦，故四诊时改用旋覆代赭汤治疗嗳气不除，但收效甚微，至五诊时用苏子降气汤方药到病除。苏子降气汤出自《太平惠民和剂局方》，是治疗上盛下虚所致咳喘之方，其治偏重于喘，对于单纯咳嗽来说，用本方治疗者尚不多见，本病案患者虽以咳嗽为主，不伴明显的喘息，但其病机为上盛下虚，故用本方而获效。笔者在读岳美中医案时曾注意到岳老用本方治疗上盛下虚之梅核气获良效。可见，苏子降气汤在临床上不单治疗喘证，对于病机相同的其他各种疾病同样有很好的疗效。

十四、久咳案（慢性咳嗽）

潘某，女，43 岁，公司职员，2015 年 2 月 21 日初诊。

主诉：咽痒、咳嗽 2 月余。

患者籍贯是四川省，居住在成都市双流区，居处气候稍潮湿，空气质量略差，平素工作忙，锻炼少。患者 2 个月前因受凉后出现刺激性干咳，咽痒即咳，痰少、色白难咳，咽痛不适，音哑，无畏寒、发热及胸痛，无咯血，纳可，眠可，二便可，舌淡红，苔薄黄，脉滑。在多处治疗（具体不详）均疗效不佳，为求进一步诊疗，特来到我院门诊就诊。刻下症见刺激性干咳，咽痒即咳，痰少、色白难咳，咽痛不适，音哑，无胸痛、咯血，纳可，眠可，二便可，舌淡红，苔薄黄，脉滑。支气管激发试验阴性。

中医诊断：久咳。

中医辨证：风盛挛急。

西医诊断：慢性咳嗽。

辨证论治：患者是青年女性，平素工作繁忙，长期从事办公室工作，锻炼少，体质相对较弱。风为百病之长，肺为华盖，风邪侵袭，首先犯肺，致肺失宣肃，肺气上逆，则见咳嗽、咳痰；咽为肺之门户，风邪善行，风邪袭肺则见咽痒、咽痛不适，喑哑；舌淡红，苔薄黄，脉滑为风盛挛急之征象。法当疏风宣肺、解痉止咳，选用苏黄止咳汤加减治疗。

处方：炙麻黄 6g，杏仁 10g，蝉蜕 6g，牛蒡子 15g，五味子 10g，炙枇杷叶 15g，紫苏子 10g，乌梅 10g，金荞麦 20g，桑白皮 20g，百部 10g，前胡 15g，炒白芥子 10g，防风 10g。共 6 剂。

煎服法：将上药 1 剂入砂罐，取生水 800mL，浸泡半小时，大火煮沸，中火煎煮约 12 分钟，共煎 3 次，每次取汁约 100mL，每日 1 剂，分 3 次饭后半小时温服，每次 100mL，连服 6 剂。

嘱其饮食宜清淡，忌食辛辣厚味之品，避风寒，慎起居，调情志。

二诊（2015 年 2 月 28 日）：患者服用前方后咳嗽、咳痰明显缓解，口渴，稍有咽干不适，纳可，眠可，二便可，舌淡红，苔薄黄，脉滑。继以前方加马勃 15g 以清热利咽，南沙参 20g 以益气养阴，共 6 剂，煎服法和饮食禁忌同前。

三诊（2015 年 3 月 8 日）：患者服用前方后咳嗽、咳痰减轻，无咽痛、咽痒，纳可，眠可，二便可，舌淡红，苔薄白，脉滑。继以前方去牛蒡子、马勃，加用紫苏梗 15g、党参 20g。共 6 剂，煎服法和饮食禁忌同前。

四诊（2015 年 3 月 14 日）：患者服用前方 6 剂后咳嗽、咳痰、咽痒、音哑诸症消失，予以玉屏风口服液服用 1 个月以巩固治疗。嘱其饮食宜清淡，忌食辛辣厚味之品，避风寒，慎起居，调情志。

3 个月后随访，患者无明显咳嗽、咳痰，诸症消失而愈。

按语：慢性咳嗽是以咳嗽为单一或主要症状超过 8 周，不伴影像学肺部病变特征的一种病证。近年来，慢性咳嗽的发病率逐步增高，呼吸内科门诊 70%～95% 的慢性咳嗽见于咳嗽变异性哮喘、上气道咳嗽综合征、嗜酸粒细胞性支气管炎和胃食管反流性咳嗽。慢性咳嗽属于中医学"慢性咳嗽病""顽咳""内伤咳嗽""五脏咳"等疾病的范畴，病位主要在肺，与肝、脾、肾、心、胃等脏腑功能失调密切相关。

中医学在辨治慢性咳嗽方面积累了丰富的经验，《黄帝内经》对咳嗽的病因、病机、证候分类、证候转归及治疗等问题已做了较系统的论述。《诸病源候论》在《黄帝内经》脏腑咳的基础上，又论述了风咳、寒咳等不同咳嗽的临床证候。风咳多反复发作，冷风、异味、油烟、污浊空气易诱发，西医学认为其存在气道高反应性（支气管激发试验多为阳性），迁延难愈，患者需长期使用气管舒张剂治疗。风咳属于外感咳嗽，外感咳嗽常以风为先导，或挟寒，或挟热，或挟燥，其中尤以风邪挟寒者居多。《景岳全书》载"外感之嗽，必因风寒"。外感咳嗽病变性质属实，为外邪犯肺、肺气壅遏不畅所致，其病理因素为风、寒、暑、湿、燥、火，以风寒为多，病变过程中可发生风寒化热，风热化燥，或肺热蒸液成痰等病理转化。外感咳嗽当以祛邪利肺为治疗原则，本病案患者为风盛挛急证，法当疏风宣肺、解痉止咳，故选用苏黄止咳汤加减治疗。本方由国医大师晁恩祥等领衔研究，方中炙麻黄、紫苏叶宣肺散寒；牛蒡子清肺化痰、宣肺利咽；蝉蜕祛风止痒；地龙清肺定喘；紫苏子、前胡、炙枇杷叶降气化痰；五味子敛肺止咳。全方共奏疏风宣肺、解痉止咳之功，临床获得明显的疗效。

十五、不寐案（失眠）

【验案 1】

夏某，男，35 岁，干部，2014 年 6 月 13 日初诊。

主诉：夜间入睡困难 3 年余。

患者籍贯是四川省成都市，居住在成都市太升南路。患者 3 年多前因情绪紧张出现入睡困难，夜间多梦，睡后易惊醒，平均每日睡眠时间 3 个小时，精神不振，易于烦躁，纳食乏味，食后则脘腹胀满不适，口干不欲饮水。曾服酸枣仁汤一周无效，故至我院门诊就诊。刻下症见入睡困难，夜间梦多，睡后易惊醒，每晚需服安眠药方能入睡，平均每日睡眠时间 3 个小时，精神不振，易于烦躁，纳食乏味，食后则脘腹胀满不适，口干不欲饮水，纳差，二便可，舌红，苔黄厚，脉弦滑。

中医诊断：不寐。

中医辨证：肝胆郁热夹痰，扰及心神。

西医诊断：失眠。

治法：清肝豁痰安神。

处方：温胆汤加减。

陈皮 10g，半夏 10g，茯苓 10g，炙甘草 6g，枳实 6g，竹茹 30g，石菖蒲 20g，炒黄连 3g。

煎服法：将上药 1 剂入砂罐，取生水 500mL，共煎 3 次，每次取汁约 100mL，每日 1 剂，分 3 次饭后半小时温服，每次 100mL，连服 6 剂。

嘱其忌食辛辣厚味之品，避风寒，慎起居，调情志。

二诊（2014 年 6 月 20 日）：患者自诉服前方一周后，不服安眠药也可以入睡 4～5 个小时，烦躁、腹胀满不舒已减，口微渴，纳略差，舌红，苔黄，脉滑略弦。继以上方加厚朴 10g、炒栀子 10g、淡豆豉 20g 以行气宽胸、清热除烦，共 6 剂，煎服法及调护同前。

三诊（2014 年 6 月 28 日）：患者自诉服前方后，不服安眠药也可以入睡 5～6 个小时，烦躁、腹胀满不舒基本消失，口不渴，纳转佳，舌红，苔薄黄，脉滑。治疗有效，效不更方，继用前方 6 剂，煎服法及调护同前。

3 个月后随访，患者自诉每日可入睡 5～6 个小时，纳可，无烦躁等症状。

按语：不寐是以经常不能获得正常睡眠为特征的一类病证，主要表现为睡眠时间、深度的不足。《黄帝内经》中称其为"不得卧""目不瞑"。《灵枢经》载"营周不休，五十而复大会……卫气行于阴二十五度，行于阳二十五度，分为昼夜，故气至阳而起，至阴而止"，即营卫在正常运行时，行至阳时人便醒觉，行至阴时人便睡眠，故营卫运行失调，阳不入阴时，便会出现不寐。《灵枢经》载"卫气……昼日行于阳，夜行于阴……常从足少阴之分间，行于五脏六腑。今厥气客于五脏六腑，则卫气独卫其外，行于阳不得入于阴，行于阳则阳气盛，阳气盛则阳跷满，不得入于阴，阴虚故目不瞑"，即邪气客于脏腑，卫气行于阳，不能入阴则致不寐。不寐多由于情志失常，饮食不节，病后、年迈体虚、禀赋不足、心虚胆怯、肝胆郁热等因素，引起心神失养或心神不安，神不守舍所致。轻者入睡困难，或寐而不酣，时寐时醒，或醒后不能再寐；重则彻夜不寐。

本病案患者睡后易惊醒，精神不振，易于烦躁，腹胀，纳差，舌红，苔黄厚，脉弦滑，辨证为肝胆郁热，痰热扰心，选用温胆汤加减治疗。温胆汤出自《三因极一病证方论》，功效是理气化痰，清胆和胃，主治胆胃不和、痰热内扰证，症见虚烦不眠，或呕吐呃逆，惊悸不宁，癫痫等。栀子豉汤出自《伤寒论》，《伤寒论》载"发汗吐下后，虚烦不得眠，若剧者，必反覆颠倒，心中懊侬，栀子豉汤主之"。初诊时投以温胆汤加石菖蒲、炒黄连，温胆汤清肝胆之郁热，豁痰湿之滞，调畅胃气，使气机和畅，心神得安；加石菖蒲意在芳香化湿、醒脾健胃、豁痰通窍，以解纳食乏味之苦，与半夏、陈皮、茯苓同用，和胃利湿以除腹胀之症；加炒黄连清热泻火以除烦躁等症。二诊时另加栀子豉汤清心除烦，厚朴行气宽胸，疗效佳。

临床上，首先要明确不寐的主要特征为入眠艰难，或寐而不酣，或时寐时醒，或醒后不能再寐，或者整夜不寐。其次要分清虚实，虚证多属阴血不足，责在心脾肝肾；实证多因肝郁化火，食滞痰浊，胃腑不和。在治疗上当以补虚泻实、调整阴阳为要。实证日久，气血耗伤，亦可转为虚证，虚实夹杂者，应补泻兼顾为治。

【验案 2】

李某，女，37 岁，职员，2013 年 5 月 12 日初诊。

主诉：睡眠差 3 个月。

患者籍贯是四川省达州市，居住在成都市。患者 3 个月前行胆囊手术后出现每日入睡困难，多为凌晨两点方能入睡，多梦，易早醒，每因工作忙碌时睡眠更差，每日只能睡 3 个小时左右，自服"艾司唑仑片"效不佳，感神差疲乏，特来我院门诊就诊。刻下症见神差，心烦不寐，头昏，四肢困重，寒热往来，口苦咽干，目眩，纳差，二便可，舌淡红，苔薄白，脉弦细。

中医诊断：不寐。

中医辨证：少阳受邪，胆木失荣，湿痰阻滞。

西医诊断：失眠（胆囊摘除术后）。

治法：和解少阳，重镇安神。

处方：柴胡加龙骨牡蛎汤加减。

柴胡 15g，黄芩 10g，大黄 6g（后下），太子参 15g，生姜 10g，大枣 10g，甘草 6g，桂枝 10g，合欢皮 30g，法半夏 20g，龙骨 30g，牡蛎 30g，白术 20g。

煎服法：将上药 1 剂除大黄外入砂罐，取生水 1200mL，煮取 450mL，再纳大黄，更煮一二沸，去滓，每日 1 剂，分 4 次温服，每次 150mL，连服 6 剂。服药后大便略稀属正常现象。

嘱其忌食辛辣厚味之品，避风寒，慎起居，调情志。

二诊（2013 年 5 月 18 日）：患者服用前方后诉睡眠有所改善，每日可睡 5 个小时左右，自行减少服用"艾司唑仑片"的次数，仍有早醒，多梦减轻，入睡较深，神疲乏力明显改善，口苦咽干及目眩减轻，仍纳差，时有自汗，舌淡红，苔薄白，脉弦细。前方治疗有效，继用前方加浮小麦 30g、砂仁 6g。共 6 剂，煎服法及调护同前。

三诊（2013 年 5 月 24 日）：患者服用前方后睡眠明显改善，每日入睡 6 个小时左右，纳转佳，自汗减轻，神疲乏力、口苦咽干、目眩诸症消失。已不服用"艾司唑仑片"，效不更方，继用前方 6 剂以资巩固，煎服法和调护同前。

患者数月后因其他病前来就诊，诉现在每日可睡 5～6 个小时，无头昏等症状。

按语：柴胡加龙骨牡蛎汤出自《伤寒论》，该方原治"伤寒八九日，下之，胸满烦惊，小便不利，谵语，一身尽重，不可转侧者"，现代医家对本方应用非常广泛，属少阳受邪，胆木失荣，湿痰阻滞同一病机者皆可用。本病案发生于胆囊摘除术后，其病机为少阳经气不利，气郁津滞，气血不和。肝胆气郁，郁而化热，胆热循经上扰心神则不寐。治当和解少阳、通阳和表、重镇安神，选用柴胡加龙骨牡蛎汤加减治疗。方中柴胡、桂枝、黄芩和解少阳，通阳和表，以治寒热往来、身重；龙骨、牡蛎重镇安神；半夏、生姜和胃降逆；大黄泻湿浊，和胃气；太子参、大枣益气养营，扶正祛邪；合欢皮解肝气之郁结；白术健脾除湿；甘草调和诸药。全方共奏和解清热、通阳和表、镇惊安神之功。二诊时，睡眠明显改善，仍纳差，时有自汗，继用前方加浮小麦 30g 以敛汗，砂仁 6g 以健脾开胃。三诊时继续用前方巩固治疗，以期长久之效。

十六、蛇串疮案（带状疱疹）

黄某，男，63 岁，退休职员，2013 年 3 月 10 初诊。

主诉：左腰背部起疱疹，疼痛 10 天。

患者籍贯是四川省资阳市，居住在成都市双流区。患者 10 天前左腰背部起小红疹，继之出现水疱，自觉灼热刺痛，不能触摸，在社区医院就诊，给予"阿昔洛韦、吲哚美辛和维生素类药物"口服治疗一周效不佳，故来我院门诊就诊。刻下症见左腰背部簇集疱疹、色红赤，自觉局部灼热刺痛、不能触摸，伴心烦易怒，失眠多梦，面红目赤，纳差，大便干结、3 日未解，小便色黄，舌红，苔黄，脉弦紧。实验室检查未见明显异常。既往有高血压病史。

中医诊断：蛇串疮。

中医辨证：肝胆湿热，阻滞经络。

西医诊断：带状疱疹。

治法：清泻肝胆湿热。

处方：龙胆泻肝汤加减。

龙胆草 15g，连翘 15g，生地黄 15g，泽泻 15g，车前子 10g，木通 10g，黄芩 15g，当归 10g，栀子 10g，大黄 5g（后下），夏枯草 15g，牡丹皮 15g，生甘草 5g。共 6 剂。

煎服法：将上药 1 剂除大黄外入砂罐，取生水 500mL，煎至 300mL，再纳大黄，更煮一二沸，去滓，每日 1 剂，分 3 次饭后半小时温服，每次 100mL。

同时外用大黄 30g、黄柏 30g、滑石 20g、青黛 40g、冰片 5g、甘草 10g，共研细末后混匀，加水调敷患处，每日 3 次。

嘱其忌食辛辣厚味之品，避风寒，慎起居，调情志。

二诊（2012年3月17日）：患者服用前方6剂后疱疹干涸结痂，疼痛减轻，面目红赤减退，大便已解。上方去大黄、栀子、夏枯草、牡丹皮，加鸡血藤、伸筋草、丝瓜络以增强活血通络之功，共6剂，煎服法及调护同前。

三诊（2012年3月25日）：患者服用前方6剂后患处皮损已愈，仅留色素沉着斑，疼痛基本消失，舌淡红，苔薄白，脉缓。此为肝胆湿热已去，故继用二诊方，加当归10g、黄芪40g以养血益气、柔肝活血，扶正以祛邪。共6剂，煎服法同前。

2个月后随访，完全康复，无后遗神经痛。

按语：带状疱疹是临床上较常见的急性疱疹样皮肤病，由水痘－带状疱疹病毒所致。临床多呈现数个簇集疱疹群，排列成带状，沿周围神经分布，常呈单侧性，多呈不规则带状分布，常见于胸腹、腰背及颜面部，局部皮肤有灼热感，伴有神经痛。相当于中医学的"缠腰火丹""蜘蛛疮""蛇串疮""火带丹""甄带疮""蛇丹""飞蛇丹"等，俗称"缠腰龙"，一般多在春季发病。

龙胆泻肝汤治疗带状疱疹自古有载，《医钞类编》记载龙胆泻肝汤的功能主治为"缠腰火丹，色红赤者"，《医方集解》载"此足厥阴、少阳药也。龙胆泻厥阴之热肝，柴胡平少阳之热胆，黄芩、栀子清肺与三焦之热以佐之；泽泻泻肾经之湿，木通、车前泻小肠、膀胱之湿以佐之；然皆苦寒下泻之药，故用归地以养血而补肝，用甘草以缓中而不使伤胃，为臣使也"。加大黄、连翘、牡丹皮清热解毒凉血；加夏枯草祛肝风，行经络，《滇南本草》谓其"祛肝风，行经络，治口眼歪斜，止筋骨疼。舒肝气，开肝郁，治目珠夜痛，消散瘰疬，手足周身节骨酸疼"。全方共奏清泻肝胆湿热之功。二诊时，在初诊得效的基础上，适当调整，上方去清热解毒凉血之品（大黄、栀子、夏枯草、牡丹皮），加鸡血藤、伸筋草、丝瓜络以增强活血通络之功。正如《杂病源流犀烛》所载"治火切不可久任寒凉之品，重伤脾胃，便不可救"。鉴于火热之邪，消烁津液居多，所以在本病的后期，酌加甘寒救阴、通络止痛之品是十分必要的。三诊时，继用二诊方加当归补血汤以养血益气、柔肝活血，当归补血汤是李东垣所创的益气补血方剂，蛇串疮发生多与正虚邪入有关，故后期当扶正以祛邪，正气存内，则邪不可干。

十七、吐酸案（胃食管反流病）

姜某，男，56 岁，2020 年 10 月 13 日初诊。

主诉：咳黄痰半年，加重 1 周。

患者居住在成都市，半年前出现咳黄色黏痰、量多，无明显咳嗽、胸闷、气促，未予重视，未就诊，1 周前感风寒后咳痰情况加重，遂至我院门诊就诊。刻下症见咳黄痰、痰黏难咳，无明显咳嗽，伴鼻后滴流感，畏寒轻，无发热，时有嗳气、反酸，大便不成形、每日 4～6 次，纳可，小便可，面色萎黄，舌红，苔黄腻，脉滑数。胸部 CT 提示双肺数个小结节。患者有吸烟史多年，既往有鼻窦炎病史。

中医诊断：吐酸，鼻渊。

中医辨证：肺胃积热。

西医诊断：胃食管反流病，慢性鼻窦炎。

辨证论治：患者有长期吸烟史，烟草味辛，性温，易伤津耗肺，加之平素饮食辛辣，损伤脾胃，久而致肺胃积热，炼液成痰，故见咳黄痰，鼻后滴流感；风寒外袭，肺气虚卫外无力，故见畏寒；胃失和降，故见嗳气、反酸；脾虚运化水湿无力，故见大便不成形。舌红、苔黄腻、脉滑数均为肺胃积热之象。法当和胃降逆，宣肺通窍，选用半夏泻心汤合苍耳子散加减治疗。

处方：法半夏15g，酒黄连5g，酒黄芩10g，干姜10g，甘草6g，党参30g，大枣10g，陈皮10g，茯苓20g，炒白术15g，防风10g，苍耳子15g，辛夷20g（另包），肉豆蔻15g，山药30g，薏苡仁30g，砂仁10g（后下），吴茱萸6g。

煎服法：将上药1剂入砂罐，取生水800mL，浸泡半小时，大火煮沸，中火煎煮约20分钟，共煎3次，每次取汁约200mL，每日半剂，分3次饭后半小时温服，每次100mL，连服3剂。

嘱其注意饮食宜清淡有营养，忌食肥肉厚味之品，也不宜食辛辣之品。

二诊（2020年10月20日）：患者服用前方后咳痰量有所减少，咳黄白色黏痰，鼻后滴流感减轻，嗳气、反酸症状有所改善，每日大便次数较前减少、每日3～4次，仍有大便不成形，稍畏寒，纳可，小便可，面色较前稍红润，舌红，苔薄黄，脉滑。考虑肺胃积热较前减轻，脾运渐复，继用前方去大枣，加白芷15g，每日半剂，共3剂，煎服法和饮食禁忌同前。

三诊（2020年10月28日）：患者服用前方后咳痰量较前明显减少，咳少许黄白色痰、质地较清稀，嗳气、反酸症状基本消失，仍有鼻后滴流感，大便每日3～4次、时有不成形，畏寒轻，纳可，小便可，面色稍偏白，舌红，苔薄黄，脉和缓有力。此乃郁热较前明显减轻，仍有肺脾气虚，外感风邪亦未尽，法当祛风通窍、补肺健脾，选用玉屏风散合四君子汤加减治疗。

处方：细辛 5g，苍耳子 10g，辛夷 15g（另包），白芷 10g，酒黄芩 10g，炒栀子 5g，防风 6g，羌活 10g，蝉蜕 6g，黄芪 15g，太子参 20g，酒川芎 6g，川木通 10g，炒白术 15g，茯苓 20g，炒蒺藜 15g，肉豆蔻 10g，甘草 6g。

煎服法和饮食禁忌同前，连服 3 剂。

患者服用前方 3 剂后，鼻后滴流感较前明显减轻，余症基本消除，继用前方加减补肺健脾以善后。随访 3 个月，患者咳黄痰、嗳气、反酸等诸症未复发。

按语：本病案患者以长期咳黄痰为主症，按惯性思维往往从肺论治，然细察患者病情，无咳嗽、胸闷、气促等症状，且查体及相关辅助检查均不支持肺部病变，故暂排除肺系疾病，而结合患者嗳气、反酸等症状及既往病史，可推论患者咳黄痰主要与胃食管反流、慢性鼻窦炎相关。

"胃食管反流病"是西医学病名，根据其主要临床表现，应归属于中医学"吐酸""呕苦""吞酸""嘈杂""食管瘅"等范畴。2009 年《胃食管反流病中医诊疗共识意见》中，以"吐酸"作为胃食道反流病的中医病名。"吐酸"属脾胃病的范畴，其表现亦以反酸、胃灼热、嗳气等消化系统症状为主，然胃酸和其他胃内容物反流进入食管，亦可引起咳嗽、咳痰等症状，故常被医家所忽视。慢性鼻窦炎属中医学"鼻渊"范畴，鼻渊首载于《黄帝内经》，是指以鼻流浊涕，如泉下渗，量多不止为主要特征的鼻病。《素问》载"少阴之复……甚则入肺，咳而鼻渊"，《杂病源流犀烛》谓此病"由风寒凝入脑户，与太阳湿热交蒸而成，或饮酒多而热炽，风邪乘之，风热郁不散而成"，本病多因外感风热邪毒，或风寒侵袭，久而化热，邪热循经上蒸，犯及鼻窍；或胆经炎热，随经上犯，蒸灼鼻窍；或脾胃湿热，循胃经上扰等引起。

本病案患者为中年男性，长期吸烟，伤津耗肺，饮食辛辣，肺胃积热，而脾胃受损，脾虚则土不胜水，水液湿气聚集生痰，所谓"脾为生痰之源，肺为贮痰之器"，故见咳吐黄痰；加之外感风寒，肺气不宣，病机较为复杂，故予以半夏泻心汤合苍耳子散加减治疗，另佐吴茱萸制酸，肉豆蔻涩肠止泻。二诊时，肺胃积热已去部分，而风寒之邪犹存，肺之宣降未复，故继续在前方基础上稍做调整，去大枣，加白芷，加强了散寒通窍的力量。三诊时，肺胃积热基本已除，而患者鼻窍仍未通畅，大便不成形，肺脾气虚之证较为明显，故以玉屏风散合四君子汤加减治疗，培土生金，补而不留邪。

《景岳全书》载"独处藏奸"。疾病的临床表现千变万化，本病案患者初诊时诉咳黄痰，兼有外感症状，医家如凭此便断之为肺病，则谬之远矣。临床诊察时，须全面考虑，明察秋毫，善于发现"独"的迹象，且不为之一叶障目，全面考虑所有可能性，方能正确把握根本病机。

十八、梅核气案（反流性咽炎）

张某，女，56 岁，职员，2020 年 12 月 16 日初诊。

主诉：咽部异物感 7 年，伴反酸、打嗝。

患者反复咽部异物感 7 年，伴反酸、打嗝，晨起咳痰，无畏寒、发热，纳可，二便可，曾就诊于成都市第二人民医院，行胸部 CT，发现左肺下叶多个小结节，较大者 0.5cm。为寻求进一步治疗，故来我院门诊就诊。刻下症见精神可，面色晦暗，声音平和，舌淡，苔白腻，脉细滑。既往有反流性咽炎、过敏性鼻炎史。查体示双肺呼吸音清。

中医诊断：梅核气。

中医辨证：痰瘀互结。

西医诊断：反流性咽炎，右肺多个小结节（性质待查），过敏性鼻炎。

辨证论治：本病的形成，多因起居不慎，肺卫失固，致外邪乘虚侵犯，由口鼻而入，直袭咽喉，咽喉是人体气机的重要关口，又是诸经交会之处，百节之关，为一身阴阳升降之路。咽喉失利，逐渐致气滞、血瘀，并与痰互结于咽部，咳之不出，咽之不下，还引起肺的宣发肃降失调。故治当理气化痰、散结化瘀，选用二陈汤合三子养亲汤加减治疗。

处方：陈皮 10g，法半夏 15g，茯苓 10g，炒白芥子 15g，炒紫苏子 10g，太子参 30g，炒麦芽 30g，木香 10g，干姜 30g，薏苡仁 30g，麸炒白术 15g，酒黄连 5g，蝉蜕 10g，姜厚朴 15g，炒川楝子 10g，醋延胡索 20g，矮地茶 30g，辛夷 15g（另包）。共 3 剂，水煎服，每日 1 剂，分 3 次服用，每次 100mL。

二诊（2020 年 12 月 24 日）：患者服用前方后咽部异物感减轻，咳痰不爽，咽部仍不适，纳可，二便可，咽痒，舌红，苔薄黄，脉细滑。继用前方加夏枯草 30g、山慈菇 30g、马勃 10g、鸡血藤 30g、煅瓦楞子 20g。共 3 剂，水煎服，每日 1 剂，分 3 次服用，每次 100mL。

三诊（2020 年 12 月 20 日）：患者服用前方后上述症状明显好转，咽部仍有不适感，纳可，二便可，舌红，苔薄白，脉滑。继用上方去夏枯草、瓦楞子，加木蝴蝶 15g。共 6 剂，水煎服，每日 1

剂，分 3 次服用，每次 100mL。

按语：梅核气属于中医学"喉痹"的范畴，《素问》载"一阴一阳结谓之喉痹"，喉痹含义较广，包含了具有咽喉部红肿疼痛为特点的多种咽喉部急、慢性炎症。后世医家对疾病的分类渐趋详细，将"喉痹"作为一种独立的疾病区分开来，如《喉科心法》载"凡红肿无形为痹，有形是蛾"。但总的来说，古代医籍中"喉痹"的概念一直较为笼统。现代中医喉科对"喉痹"的概念已逐渐统一，系专指急、慢性咽炎，根据病因病机的不同，急性咽炎又可称为"风热喉痹"或"风寒喉痹"。

本病案患者长期咽喉部不适，时有咳痰，伴有反酸、打嗝，是肺宣发肃降失调，使水饮、痰饮等物不得正常流行，与气结滞于咽喉，长此以往瘀阻脉络，形成痰瘀互结之证。初诊后症状有所好转，故二诊时继续原方加山慈菇、夏枯草、马勃、鸡血藤、煅瓦楞子以增强化瘀散结利咽之功。三诊时，症状已得明显缓解，为防攻伐太过伤正气，故去夏枯草、瓦楞子，改用木蝴蝶清利咽喉，巩固疗效。治疗的全过程以理气化瘀为基本，气行则痰、瘀得以行，辅以散结化瘀的药物治疗肺结节，为防攻伐太过伤正，辅以补气、利咽等药物。

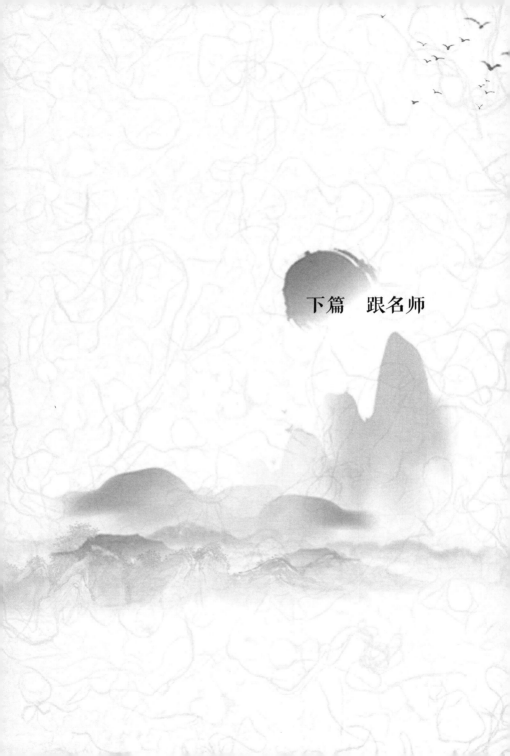

下篇　跟名师

本篇主要记载了陈云凤教授在跟师学习期间收集的典型医案和跟师的心得体会，主要包括国医大师熊继柏和全国名中医艾儒棣、陈学忠宝贵的临床诊疗经验及学术思想。

一、熊继柏教授治疗肺癌案

曾某，男，62 岁，职员，2014 年 8 月 15 日初诊。

主诉：咳嗽、痰中带血 1 年余。

患者籍贯是湖南省娄底市，居住在湖南省娄底市新化县石冲口镇。患者 1 年多前出现咳嗽，痰中带血，时有胸痛，半年前在长沙某医院行胸部 CT 检查，提示右肺中叶占位性病变，痰中查见癌细胞。患者不愿接受手术治疗及化疗等，要求中医药治疗，特来湖南省长沙离退休医协医院熊老门诊就诊。刻下症见咳嗽，痰中带血、量不多，时有胸痛，倦怠乏力，纳差，二便可，舌红，苔黄腻，脉滑数。

中医诊断：肺癌。

中医辨证：痰瘀互结。

西医诊断：肺癌。

治法：清热化痰，解毒散结。

处方：桑贝止嗽散合小陷胸汤加减。

黄连 6g，法半夏 10g，瓜蒌壳 15g，桑白皮 15g，浙贝母 30g，百部 10g，白前 10g，紫菀 10g，桔梗 10g，陈皮 10g，杏仁 10g，白花蛇舌草 20g。共 30 剂。

煎服法：将上药 1 剂入砂罐，取生水 500mL，浸泡半小时，大火煮沸，中火煎煮约 15 分钟，共煎 3 次，每次取汁约 100mL，每

日 1 剂，分 3 次温服，每次 100mL。

另予犀黄丸口服以清热解毒、和营消肿。

嘱其保持心情舒畅，忌食辛辣之品，避风寒，慎起居，调情志。

二诊（2014 年 9 月 14 日）：患者服用前方后自诉咳嗽明显减轻，偶有痰中带血，胸痛不明显，精神明显改善，纳转佳，二便可，舌红，苔薄黄，脉滑。初诊治疗有效，痰热瘀毒互结于胸所致的症状减轻，治法同前，选用桑贝小陷胸汤加减治疗，共 20 剂，煎服法及调护同前。另予犀黄丸口服以清热解毒、和营消肿。

1 个月后电话随访，患者一般情况较好，无明显咳嗽、胸痛，偶有痰中带血。

按语：肺癌属中医学"肺积""息贲""肺疽"等病证的范畴。《难经》早在两千年前就提出"肺之积名曰息贲"，后《东医宝鉴》载"痈疽发于内者，当审脏腑。如中腑隐隐而痛者肺疽，上肉微起者肺痈也"，以"疽"字论定了肺癌的恶变性质。《杂病源流犀烛》载"邪积胸中，阻塞气道，气不宣通，为痰，为食，为血，皆得与正相搏，邪既胜，正不得而制之，遂结成形而有块"，对肺癌形成的病理机制做了精辟的论述。李中梓在《医宗必读》中论述"积"的病因时指出"积之成者，正气不足，而后邪气踞之"。张景岳则认为"虚弱失调之人，多有积聚之病"，正气虚损，阴阳失调，邪毒乘虚入肺，肺失宣降，气机不利，血行不畅，津液失于输布，聚而为痰，痰凝气滞，瘀阻脉络，致使痰气血瘀胶结，日久而成肺积。中医学对本病病因病机的认识，经过历代医家的不懈探索和总结，已渐成体系。正气不足，脏腑功能失调是肿瘤发生的主要内因，如不能及时治疗，又会伤肺气、耗肺阴，使机体正气更虚，又促使肿瘤进一步扩散及发展。早期肿瘤尚小，正气尚盛，正盛邪轻，多可采取以攻为主，或大攻小补，或先攻后调的原则；中期肿瘤发展至一定阶段，邪盛正气亦伤，正邪多处于势均力敌的阶段，宜采取攻补兼施的原则；晚期正气衰弱更甚，正虚邪盛，宜采取以补为主，或大补小攻，或先补后攻的原则，即"扶正所以祛邪"。

本病案患者为老年男性，就诊时咳嗽，痰中带血，时有胸痛，倦怠乏力，纳差，二便可，舌红，苔薄黄，脉滑数。中医辨证为痰热瘀毒互结于胸，熊老治疗本病强调在辨证论治的基础上施以解毒祛邪，故选用桑贝止嗽散合小陷胸汤加减，另加犀黄丸治之。同时注意精神及饮食调摄，消除患者顾虑及紧张情绪，保持心情舒畅。

小陷胸汤出自《伤寒论》，以黄连、半夏、栝楼实入药，主治小结胸病。《医宗金鉴》载"黄连涤热，半夏导饮，栝楼润燥下行，合之以涤胸膈痰热，开胸膈气结，攻虽不峻，亦能突围而入，故名小陷胸汤"。止嗽散出自《医学心悟》，对于多种咳嗽都有良效。方中桔梗苦辛微温，能宣通肺气，泻火散寒，治痰壅喘促、鼻塞咽痛；荆芥辛而温，芳香而散，可散风湿、清头目、利咽喉，善治伤风头痛咳嗽；紫菀辛温润肺，苦温下气，补虚调中，消痰止渴，治寒热结气，咳逆上气；百部甘苦微温，能润肺，治肺热咳呛；白前辛甘微温，长于下痰止嗽，治肺气盛实之咳嗽；陈皮调中快膈，导滞消痰；甘草炒用气温，补三焦元气而散表寒。诚如《医学心悟》所载"本方温润和平，不寒不热，既无攻击过当之虞，大有启门驱贼之势，是以客邪易散，肺气安宁，宜其投之有效欤"。止嗽散加桑白皮泻肺平喘，利水消肿；加浙贝母宣肺清热，化痰止咳，开郁散结；浙贝母清肺化痰，桑白皮泻肺气肺火，合用则清肺化痰散结力强。另服犀黄丸以清热解毒、和营消肿。诸方合用，共奏清热化痰、解毒散结之功。

二诊时，咳嗽等症状明显减轻，因肺癌为疑难杂症，后期继用桑贝小陷胸汤和犀黄丸巩固治疗，重在减轻症状，控制病情发展，改善生活质量，延长生存时间。

二、熊继柏教授治疗痰核案（脂肪瘤）

何某，男，55岁，职员，2014年6月25日初诊。

主诉：全身皮下多发包块2年，加重伴触痛1个月。

患者籍贯是湖南省常德市，居住在常德市石门县。患者2年来，皮下多处陆续出现包块，小者如蚕豆大小，大者如鸡蛋大小，多达数十枚，局部质软、光滑，有触痛，近1个月包块明显增多、长大，在当地医院就诊，病理检查确诊为脂肪瘤，给予西药口服治疗（具体不详）效不佳，患者不愿接受手术治疗，要求中医药治疗，特来湖南省长沙离退休医协医院熊老门诊就诊。刻下症见皮下多处陆续出现包块，小者如蚕豆大小，大者如鸡蛋大小，多达数十枚，局部质软、光滑，有触痛，伴四肢困重，饮食可，舌质淡，苔黄白腻，脉滑。

中医诊断：痰核。

中医辨证：痰湿阻络。

西医诊断：脂肪瘤。

治法：化痰散结，佐以清热。

处方：芥贝二陈汤加减。

白芥子20g，浙贝母30g，陈皮10g，法半夏10g，车前子15g，土茯苓30g，煅乳香10g，煅没药10g，炮穿山甲8g，三棱10g，莪术 10g，黄芩 10g，滑石 20g，黄柏 10g，甘草 10g。共 30 剂。

煎服法：将上药 1 剂入砂罐，取生水 500mL，煎至 300mL，去滓，每日 1 剂，分 3 次饭后半小时温服，每次 100mL。

嘱其忌食辛辣厚味之品及海鲜，避风寒，慎起居，调情志。

二诊（2014 年 7 月 28 日）：患者服用前方后部分包块有所缩小，疼痛减轻，无明显新增包块，四肢困重消失，纳可，舌质淡，苔白腻，脉滑。上方去黄芩、滑石、黄柏、车前子，加皂角刺 10g 以增强祛风消肿之功。共 30 剂，煎服法及调护同前。

三诊（2014 年 8 月 30 日）：患者服用前方后多处皮下包块缩小，无新发包块，触痛消失，舌淡红，苔薄白，脉和缓。此为痰湿渐去，故继用二诊方巩固治疗。共 30 剂，煎服法同前。

2 个月后随访，患者多处皮下包块明显缩小，无新发包块及局部触痛。

按语：脂肪瘤是一种常见的良性肿瘤，可发生于任何有脂肪的部位。部分病例发生在四肢，主要在皮下，也可见于肢体深部和肌腹之间，本病可发生于任何年龄，多见于年龄较大的患者。脂肪瘤属于中医学"痰核"的范畴，多因郁滞伤脾，痰气凝结所致。痰核以皮下肉中生肿块，大如桃、拳，按之稍软，无痛为主要表现的瘤病类疾病。好发部位为颈、肩、背、臀和乳房，是起源于脂肪组织的良性肿瘤，由成熟的脂肪组织构成。

中医学将痰分为广义和狭义两大类。狭义之痰一般是指肺内咳出的分泌物；广义之痰指机体内的体液在致病因素的影响下，失去了正常的运行途径和规律，停蓄凝结成为的一种黏稠状的、有害的液体，这种液体一般不能咳出，而是留伏在体内产生病变。"痰随气行，无处不到"，因而可产生各种病证。例如，痰浊留注于肌肉，则肢体困重，可生皮下肿块，如脂肪瘤之类，这种病证属于中医学"痰核"或"痰结"的范畴。按照广义之痰的病因病机，治疗原则当以化痰散结为主。

　　二陈汤源于《太平惠民和剂局方》，由法半夏、陈皮、茯苓、甘草组成，是一首能燥湿化痰、理气和中的方剂，该方运用非常广泛，《丹溪心法附余》载"此方半夏豁痰燥湿，橘红消痰利气，茯苓降气渗湿，甘草补脾和中。盖补脾则不生湿，燥湿渗湿则不生痰，利气降气则痰消解，可谓体用兼该，标本两尽之药也。今人但见半夏性燥，便以他药代之，殊失立方之旨。若果血虚燥症，用姜汁制用何妨！抑尝论之，二陈汤治痰之主药也"。熊老用此方亦深有此意，加用白芥子去皮里膜外之痰；浙贝母化痰散结，主治瘰疬、疮痈肿毒等；车前子除湿利小便，给痰湿之邪以出路；煅乳香、煅没药消肿止痛；炮穿山甲消肿化脓、散瘀通络；三棱、莪术破血逐瘀；黄芩、滑石、黄柏清热解毒除湿以解郁热。全方以化痰散结为主，佐以清热。二诊时，上方去清热解毒利湿之品（黄芩、滑石、黄柏、车前子），加皂角刺以增强祛风消肿之功。三诊时，效不更方，继用二诊方巩固治疗而获显著疗效。

　　"痰病学说"是中医学宝库中的一个重要组成部分。我国古代医家提出了"百病多由痰作祟""百病兼痰"及"痰之为病，变幻百端"等学术观点。又由于痰病、痰证的临床表现离奇古怪，故又有"痰多怪病"之说。李时珍在《濒湖脉学》中指出"痰生百病食生灾"，可谓一语中的，对痰病的广泛性做了高度的概括。中医学在疑难疾病的治疗中也常常从痰论治，常能获殊效。

三、熊继柏教授治疗痿证案（多发性神经炎）

李某，女，36 岁，职员，2014 年 2 月 5 日初诊。

主诉：四肢痿软、肌肉萎缩 2 年余。

患者居住在湖南省长沙市，2 年多前无明显诱因出现四肢痿软，肌肉萎缩，握拳、行走无力，左手鱼际肌和合谷部瘦削，指节冷痛，腿麻、痉挛，经当地医院诊断为多发性神经炎，在多处治疗效不佳，特来熊老门诊就诊。刻下症见四肢痿软，肌肉萎缩，握拳、行走无力，左手鱼际肌和合谷部瘦削，指节冷痛，腿麻、痉挛，舌淡红，苔薄白，脉细。

中医诊断：痿证。

中医辨证：气虚血痹。

西医诊断：多发性神经炎。

治法：益气活血通痹。

处方：黄芪桂枝五物汤合虫藤饮加减。

黄芪 50g，桂枝 6g，白芍 10g，全蝎 5g，地龙 10g，僵蚕 20g，蜈蚣 1 支，鸡血藤 15g，海风藤 15g，络石藤 10g，木瓜 15g，炒鹿筋 15g，甘草 6g。共 30 剂。

煎服法：将上药 1 剂入砂罐，取生水 600mL，浸泡半小时，大火煮沸，小火煎煮约 20 分钟，共煎 3 次，每次取汁约 100mL，每日 1 剂，分 3 次温服，每次 100mL。

嘱其保持心情舒畅，忌辛辣之品，避风寒，慎起居，调情志。

二诊（2014 年 3 月 5 日）：患者服用前方后四肢肌力增强，左手鱼际肌和合谷部瘦削好转，伴畏冷，时有便秘，舌苔薄白，脉细，给予黄芪桂枝五物汤合加味金刚丸加减治疗。

处方：黄芪 40g，桂枝 6g，白芍 10g，肉苁蓉 20g，巴戟天 15g，萆薢 10g，菟丝子 20g，杜仲 10g，川牛膝 15g，木瓜 20g，天麻 10g，僵蚕 10g，全蝎 5g，蜈蚣 1 支，炒鹿筋 15g。15 剂，水煎服，每日 1 剂。

三诊（2014 年 3 月 25 日）：患者服用前方后肢体活动力增强，肌肉萎缩减轻，腿麻、足挛急好转，便秘、畏冷缓解，近日尿黄，舌苔薄白，脉细。二诊治疗效果甚佳，复用黄芪桂枝五物汤合虫藤饮加减治疗。

处方：黄芪 50g，桂枝 5g，白芍 10g，甘草 6g，大枣 6g，葛根 30g，全蝎 5g，地龙 10g，僵蚕 10g，蜈蚣 1 支，鸡血藤 15g，海风藤 15g，络石藤 10g，黄柏 8g，川牛膝 10g，薏苡仁 15g。20 剂，水煎服，每日 1 剂。

四诊（2014 年 4 月 20 日）：患者服用前方后四肢乏力基本改善，行走、握物较正常，肌肉萎缩好转，腿足发麻、畏冷悉除，二便正常，舌苔薄白，脉细。继用黄芪桂枝五物汤合虫藤饮加减以善其后，20 剂，水煎服，每日 1 剂。

按语：痿证以手足软弱无力为主症，日久渐致肌肉萎缩，不能握物，甚至不能行走。临床以下肢痿弱较为常见，称之"痿躄"。本病属慢性痼疾，病涉多脏，为难治之症。

《灵枢经》载"犯其雨湿之地则为痿"，《素问》载"因于湿，首如裹，湿热不攘，大筋软短，小筋弛长，软短为拘，弛长为痿"。久处湿地，外感湿邪，留滞经络，郁而化热；或过食肥甘辛辣，湿热内生，湿热浸淫筋脉，气血营运受阻，筋脉肌肉失于濡养，弛缓不收，可发为痿证。

熊老诊治痿证，遵《黄帝内经》之旨，综百家之长，融会贯通。强调临证要按中医的诊疗思维方式，以整体关联的视角，以虚实互见、多态模式的思维，以关系求衡的思维认知自然和生命，其关键在于辨证论治。肺热叶焦、湿热浸淫、脾胃亏虚、肝肾不足、痰瘀络阻等均可致痿证。《素问》将痿证分为"痿躄、脉痿、筋痿、肉痿、骨痿"，五脏功能病变皆可致痿，治疗当"各补其荥而通其俞，调其虚实，和其逆顺"，并强调"治痿者独取阳明"，还重在细求成因，治分标本，常将原发病与继发症同治。例如，痹证日久四肢逐渐痿废，肢体功能障碍，用药应以治痿为主，以温肾充养宗筋为要。然病由痹而起，故祛风通络、通利营卫亦必不可少，是为"间者并行"，标本同治。

本病案患者四肢软弱无力、肌肉萎缩 2 年余，属痿证。《素问》载"荣气虚则不仁，卫气虚则不用，荣卫俱虚则不仁且不用"，说明气虚、营卫不和亦可致痿。本病案患者因阳气不足，营卫气血不和，肌肤失于温润，而出现肢体痿弱不用、肌肉萎缩，指节冷痛，腿足发麻诸症，辨为气虚血痹之证，故选用黄芪桂枝五物汤，该方出自《金匮要略》。本病案患者患病日久，血脉痹阻，故合虫藤饮以加强活血通络行痹之力。当病情出现阳虚较重而畏冷之时，则合用加味金刚丸以温阳补肾，且强筋骨、利关节，则诸症缓解。

四、熊继柏教授治疗颤证案（帕金森病）

刘某，男，59 岁，职员，2014 年 5 月 17 日初诊。

主诉：手足不时颤抖伴麻木 1 年余。

患者居住在湖南省长沙市，1 年前开始出现双手抖动，逐渐延及前臂和下肢震颤，在外院诊断为帕金森病。患者一直口服左旋多巴治疗，但震颤不见缓解，特来熊老门诊就诊。刻下症见手足不时颤抖、以左边为甚，伴有四肢肌肉僵硬，手足欠温、时发麻木，肘膝关节屈伸转侧不利，但尚能站立行走，口唇发紫，大便干、2～3日1次，舌边紫，苔薄白，脉细。

中医诊断：颤证。

中医辨证：气虚瘀阻，兼肝肾亏虚。

西医诊断：帕金森病。

治法：补气活血通络，滋肾平肝息风。

处方：补阳还五汤合加味金刚丸加减。

黄芪 40g，桃仁 10g，红花 5g，地龙 10g，赤芍 10g，川芎 10g，当归 10g，萆薢 10g，木瓜 20g，牛膝 15g，菟丝子 20g，杜仲 15g，肉苁蓉 20g，熟地黄 15g，野天麻 15g，全蝎 6g，僵蚕 15g，炒鹿筋 15g，巴戟天 15g，小海龙 10g。20 剂，水煎服。

二诊（2014 年 6 月 10 日）：患者服用前方后四肢肌肉僵硬缓解，手足仍颤抖，双手时发麻木，大便干结难行，口唇紫，四肢皮肤略紫，舌质红紫，苔薄白，脉细。继用补阳还五汤加减治疗。

处方：黄芪 50g，桃仁 10g，红花 4g，地龙 10g，赤芍 10g，川芎 10g，当归 10g，僵蚕 10g，全蝎 5g，蜈蚣 1 支（去头足），鸡血藤 20g，海风藤 15g，木瓜 15g，甘草 6g，肉苁蓉 10g，小海龙 15g。20 剂，水煎服。

三诊（2014 年 7 月 3 日）：患者服用前方后手足颤抖明显缓解，四肢活动较前灵活，但自觉双下肢乏力，手麻，舌边紫，苔薄白，脉细。仍以补阳还五汤加减治疗，前后服用 30 余剂，诸症平息。

按语：帕金森病属于中医学"颤证"的范畴。颤证是因内伤或其他慢性病致脑髓及肝、脾、肾受损，肌肉筋脉失养失控，发生头部或肢体不自主地摇动、颤抖为主要临床特征的病证。本病病理性质为虚多实少，病理因素为虚、风、痰、火、瘀，治疗以扶正祛邪、标本兼顾为原则，常采用填精补髓、益肾调肝、补气养血等以扶正治本，清化痰热、息风止痉、活血通络等以祛邪。例如，风阳内动者，治宜滋阴潜阳；髓海不足者，治宜填精益髓；痰热动风者，治宜豁痰息风。

《素问》载"诸风掉眩，皆属于肝"，指出病变在肝。《素问》载"骨者髓之府，不能久立，行则振掉，骨将惫矣"，明确了病变与"骨"有关。本病案患者不仅手足颤抖，且四肢肌肉僵硬，口唇及皮肤发紫，舌亦紫，其瘀阻之象明显，故选用补阳还五汤大补元气、活血化瘀，再以加味金刚丸补益肝肾、强筋壮骨生髓，如此则瘀去络通，肝风平息，髓海充盈，诸症缓解。

补阳还五汤出自《医林改错》，以气虚血瘀而立论，临床沿用至今，具有益气活血、逐瘀通络之功，是治疗气虚血瘀型半身不遂和痿证之名方。本方重用生黄芪，补益元气，意在使气旺则血行，瘀去络通，为君药；当归尾活血通络而不伤血，为臣药；赤芍、川芎、桃仁、红花协同当归尾以活血祛瘀，为佐药；地龙通经活络，力专善走，周行全身，并引诸药之力直达络中，为佐使药。本病案以补阳还五汤为主方结合病情不同阶段加减治疗，效果显著。

五、熊继柏教授治疗紫癜病案（特发性血小板减少性紫癜）

杨某，女，31岁，职员，2014年8月6日初诊。

主诉：全身散在红色斑疹半年余，加重1周。

患者籍贯是云南省昆明市，居住在云南省昆明市，半年前出现全身散在红色皮疹，局部无瘙痒，感疲乏倦怠，经某医院诊断为特发性血小板减少性紫癜，经西医药等治疗（具体不详）效不佳，且反复发作，近1周全身皮疹明显增多，疲乏明显，特来湖南省长沙离退休医协医院熊老门诊就诊。刻下症见神差倦怠，面色淡黄，自述全身红色皮疹明显增多，观其皮疹散在发于面部、背部及四肢，较为稠密，呈片状红斑块，无瘙痒，伴乏力、潮热、口渴、烦躁不安，二便可，舌红，苔薄黄，脉细数。

中医诊断：紫癜病。

中医辨证：血热妄行，热伤营阴。

西医诊断：特发性血小板减少性紫癜。

治法：清热解毒，凉血止血，佐以滋阴降火。

处方：消斑青黛饮加减。

西洋参6g，青黛8g，生石膏15g，水牛角30g（先煎），栀子炭10g，玄参10g，生地黄15g，大青叶10g，茜草炭10g，紫草10g，知母10g。共20剂。

煎服法：取生水600mL，先煎水牛角约半小时后，纳诸药入砂罐，大火煮沸，中火煎煮约15分钟，共煎3次，每次取汁约100mL，每日1剂，分3次温服，每次100mL。

嘱其保持心情舒畅，忌食辛辣之品，避风寒，慎起居，调情志。

二诊（2014年9月10日）：患者服用前方后全身皮疹明显减少，潮热、乏力、烦躁症状改善，面色略黄，纳可，二便可，舌淡红，苔薄黄，脉细。效不更方，继用上方15剂，煎服法及调护同前。

2个月后电话随访，患者全身皮疹基本消失。

按语：紫癜病是以皮肤、黏膜出现瘀点、瘀斑，或见齿龈出血、鼻衄及月经过多等为主要表现的疾病，严重者可出现内脏出血，多因热迫血妄行，瘀血阻滞，外邪侵袭，气血亏虚所致。西医学的特发性血小板减少性紫癜属于本病的范畴，其特征为血小板减少、骨髓巨核细胞数量增多或正常等。急性发作期，多因外感热毒或热伏营血，以致火盛动血，临床以实证为主，治疗以清热解毒、凉血止血为根本大法，随着病情发展，火热之邪伤阴耗气可转为慢性。多数患者开始发病即为慢性，临床特点为本虚标实，治疗以补益为主，但需酌加清热凉血之药。

本病案患者为青年女性，就诊时全身散在红色皮疹，呈片状红斑块，伴乏力、潮热、口渴、烦躁不安，二便可，舌红，苔薄黄，脉细数。中医辨证为血热妄行、热伤营阴，熊老治以清热解毒、凉血止血，佐以滋阴降火，选用消斑青黛饮加减治疗。同时注意精神调摄，消除患者顾虑及紧张情绪，嘱患者保持心情舒畅。

消斑青黛饮来源于《万病回春》，载其"治热传里，里实表虚，血热不散，热气乘虚出于皮肤而为斑也。轻如疹子，重则如锦纹，重甚则斑烂皮肤"。《医方集解》载"发斑虽出胃热，亦诸经之火有以助之。青黛、黄连以清肝火，栀子以清心肺之火，元参、知母、生地以清肾火，犀角、石膏以清胃火，此皆大寒而能解郁热之毒者。引以柴胡，使达肌表，使以姜枣，以和营卫；其用人参、甘草者，以和胃也"，胃虚故热毒乘虚入里，而发于肌肉也。本病案患者治疗时，去黄连防用药过于苦寒，栀子炒炭存性，另以水牛角代犀角而加大剂量以取效。

在初诊得效的基础上，对于本病的治疗应注意"守方"治疗，故二诊时效不更方，继用前方巩固治疗，减少复发。

六、熊继柏教授治疗癥瘕案（宫颈癌）

傅某，女，49 岁，职员，2014 年 8 月 14 日初诊。

主诉：阴道不规则流血半年。

患者籍贯是湖南省怀化市，居住在湖南省长沙市，半年前出现阴道不规则流血、血色暗红、有血块、白带多、色黄、质黏稠、味腥臭，全身倦怠乏力，在长沙市某医院经宫颈病理检查确诊为宫颈鳞状细胞癌，患者不愿进行手术治疗，行化疗 3 次效不佳，身体日渐衰弱，要求中医药治疗，特来湖南省长沙离退休医协医院熊老门诊就诊。刻下症见时有少量阴道不规则流血、血暗红、有血块，白带多、色黄、质黏稠、味腥臭，阴部肿痛，全身倦怠乏力，纳差，二便可，舌红，苔薄黄，脉滑数。

中医诊断：癥瘕。

中医辨证：脾肾两虚，湿热瘀毒。

西医诊断：宫颈癌。

治法：补脾固肾，清热除湿。

处方：健固汤合易黄汤加减。

西洋参 6g，炒白术 10g，土茯苓 30g，薏苡仁 30g，炒酸枣仁 30g，龙齿 30g，黄柏 10g，芡实 15g，淮山药 15g，白果 10g，车前子 10g，鱼腥草 10g，白花蛇舌草 15g，甘草 6g。共 30 剂。

煎服法：将上药 1 剂入砂罐，取生水 600mL，浸泡半小时，大火煮沸，中火煎煮约 15 分钟，共煎 3 次，每次取汁约 100mL，每

日 1 剂，分 3 次温服，每次 100mL。

另予犀黄丸口服以清热解毒、和营消肿。

嘱其保持心情舒畅，忌食辛辣之品，避风寒，慎起居，调情志。

二诊（2014 年 9 月 10 日）：患者诉服用前方后近日未出现阴道不规则出血，白带量不多、色白无臭味，阴部肿痛消失，精神明显改善，纳转佳，二便可，舌红，苔薄白，脉滑。治疗有效，继用前方去鱼腥草，共 15 剂，煎服法及调护同前。

2 个月后电话随访，患者一般情况较好，无明显阴道出血，白带未见明显异常。

按语：宫颈癌属于中医学"癥瘕""五色带""阴疮""虚损"等的范畴。《黄帝内经》中已有"任脉为病，男子内结七疝，女子带下瘕聚"的记载。《备急千金要方》中"妇人崩中漏下赤白青黑，腐臭不可近，令人面黑无颜色，皮骨相连，月经失度，往来无常，小腹弦急，或苦绞痛……令人倚坐，气息乏少，食不生肌肤，腰背疼痛，痛连两脚……"的描述，与临床上宫颈癌的晚期症状颇为相似。中医学对本病病因病机的认识，经过历代医家的不懈探索和总结，已渐成体系。综合各医家的论述，大致归纳为 3 点：①湿毒外侵。经行、产后，损伤冲任，血室正开，胞脉空虚，风寒湿毒乘虚而入，瘀阻于胞宫。②气郁湿困。妇女以肝为先天，妇女的生理特点导致妇女的情志比较脆弱，容易情绪波动，所顾不遂或长期忧思忿怒，可致七情内伤，肝气郁结，疏泄失利，横逆克土，脾虚湿困，湿蕴久生热，气滞、瘀血、湿毒互相胶结，流注于下焦，损伤任带为患。③下元虚寒。女子年近七七，天癸将竭，冲任脉虚，阴阳失调，或房事不节，多产多育，损伤肾气，肾阳不足，命门火衰，温煦无能，以致胞脉气血运行受阻，瘀毒内结，血败肉腐，终成恶疾。

本病案患者为中年女性，初诊时，时有少量阴道不规则流血、血暗红、有血块、白带多、色黄、质黏稠、味腥臭，阴部肿痛，全身倦怠乏力，纳差，二便可，舌红，苔薄黄，脉滑数。中医辨证为脾肾两虚、湿热瘀毒，选用健固汤合易黄汤加减治疗，熊老强调治疗本病要在辨证论治的基础上施以解毒消肿，故另加犀黄丸以清热解毒、和营消肿。同时注意精神调摄，消除患者顾虑及紧张情绪，嘱患者保持心情舒畅。

健固汤和易黄汤均出自《傅青主女科》。健固汤是为妇人"经前泄水"而设，主治"脾虚不能摄血，土不实而湿更甚"的"先泄水而后行经"之病。健固汤由人参、白术、茯苓、巴戟天、薏苡仁组成，主要功能为健脾化湿、温肾助阳，适于脾肾两虚、湿盛之证。易黄汤主治妇人任脉不足，湿热浸注而致的黄带下，患者带下黏稠量多、色如黄茶浓汁、其气腥臭。肾与任脉相通，肾虚有热，损及任脉，气不化津，津液反化成湿，循经下注于前阴，故带下色黄、黏稠量多、其气腥臭，治宜固肾清热、祛湿止带。易黄汤方中重用炒山药、炒芡实补脾益肾，固涩止带。《本草求真》载"山药之补，本有过芡实，而芡实之涩，更有胜于山药"，二者"专补任脉之虚"，共为君药；白果收涩止带，兼除湿热，为臣药；用少量黄柏苦寒入肾，清热燥湿，车前子甘寒，清热利湿，共为佐药。诸药合用，重在补涩，辅以清利，使肾虚得复，热清湿去，则带下自愈。易黄汤常用于宫颈炎、阴道炎等属肾虚湿热下注者。犀黄丸可清热解毒，和营消肿，用于癌肿、痈疽疔毒、瘰疬、流注等。诸方合用，共奏补脾固肾、清热除湿、解毒和营之功。

在初诊获效的基础上，对于本病的治疗应注意"守方"治疗，故二诊时效不更方，继用前方巩固治疗，为防过服寒凉伤脾胃，故去鱼腥草。

七、熊继柏教授治疗不寐案（失眠）

陈某，女，53 岁，职员，2014 年 8 月 8 日初诊。

主诉：反复睡眠差 6 年余，加重 3 天。

患者籍贯是湖南省长沙市，居住在湖南省长沙市，6 年前出现眠差，心烦，入睡困难，多梦，经某医院诊断为失眠，服"安定"等镇静药物后，症状可减轻，但 6 年来发作逐渐频繁，每天睡眠时间 3 ～ 4 个小时，影响工作。3 天前因劳累，情志紧张，上述症状加重，特来湖南省长沙离退休医协医院熊老门诊就诊。刻下症见神差烦躁，自述眠差、多梦，头重，胸闷，嗳气，吞酸，不思饮食，口苦，恶心干呕，脘闷，纳呆，舌红，苔黄腻，脉弦数。

中医诊断：不寐。

中医辨证：痰热扰心。

西医诊断：失眠。

治法：清心化痰，安神定志。

处方：黄连温胆汤加减。

黄连 5g，陈皮 10g，法半夏 10，茯神 15g，枳实 10g，竹茹 10g，炒酸枣仁 30g，龙齿 30g，琥珀 10g，夜交藤 15g，川贝母 8g，珍珠母 20g，甘草 6g。共 30 剂。

煎服法：将上药 1 剂入砂罐，取生水 600mL，浸泡半小时，大火煮沸，中火煎煮约 15 分钟，共煎 3 次，每次取汁约 100mL，每

日 1 剂，分 3 次温服，每次 100mL，若恶心欲吐，可少少与之。

嘱其保持心情舒畅，忌食辛辣之品，避风寒，慎起居，调情志。

二诊（2014 年 9 月 10 日）：患者诉服用前方后睡眠明显改善，每天睡眠时间 6 ～ 7 个小时，梦少，头重、胸闷、嗳气、吞酸、口苦症状明显减轻，面色略白，无心烦，无恶心、呕吐、脘闷，食纳转佳，二便可，舌淡红，苔薄黄，脉滑。效不更方，继用上方 15 剂，煎服法及调护同前。

2 个月后电话随访，患者睡眠情况较好，每天睡眠时间 6 ～ 7 个小时，无心烦等症状。

按语：失眠属中医学"不寐"的范畴，以经常性不能获得正常睡眠为主要特征，是中医神志病中常见的一种病证。"不寐"出自《难经·四十六难》，中医古籍中亦称其为"不得卧""不得眠""目不瞑""不眠""少寐"等。临床上，轻者入寐困难，时寐时醒，醒后不能再寐，或寐而不酣；重者可彻夜不寐。人体正常睡眠乃阴阳之气自然而有规律地转化结果，这种规律如果被破坏，就可导致不寐。其病因病机主要有虚实两方面，实者为七情内伤、肝失调达、饮食失节、痰热上扰等；虚者为心肾不交、水火不济、劳倦过度、心脾两虚等。其中痰热内扰型常由暴饮暴食、恣食肥甘生冷或嗜酒成癖，导致脾胃受损，酿生痰热，壅遏于中，痰热上扰，导致心烦不寐、头重、胸闷、嗳气、吞酸、不思饮食、苔黄腻、脉滑数等症状。

本病案患者为中年女性，初诊时眠差、头重、胸闷、心烦、嗳气、吞酸、不思饮食、苔黄腻、脉弦数，中医辨证为痰热扰心。熊老治疗不寐强调在辨证论治的基础上施以安神镇静，故选用黄连温胆汤加安神定志之品治疗，同时注意精神调摄，消除患者顾虑及紧张情绪，嘱患者保持心情舒畅。

黄连温胆汤来源于《六因条辨》，是由温胆汤演绎而来，具有清热、化痰、开窍、醒神之功效。方中半夏降逆和胃、燥湿化痰；枳实行气消痰，使痰随气下；陈皮理气燥湿；茯苓健脾渗湿、安神定志；黄连泻心火；竹茹清化热痰。本病案中另加酸枣仁、夜交藤养心安神；加龙齿、琥珀、珍珠母镇心安神；加川贝母清热润肺化痰。诸药配伍，清心化痰、安神定志，适用于痰热扰心之证。

在初诊得效的基础上，对于本病的治疗应注意"守方"治疗，故二诊时效不更方，继用前方巩固治疗，减少复发。

八、艾儒棣教授治疗黧黑斑案（黄褐斑）

李某，女，39 岁，职员，2015 年 2 月 6 日初诊。

主诉：双侧面颊部出现棕褐色斑点、斑片 1 年。

患者籍贯是四川省广安市，居住在四川省成都市，1 年前双侧面颊部出现散在的棕褐色斑点，无瘙痒、疼痛等自觉症状，伴月经色黑、夹杂血块。曾自服中成药治疗，无明显效果，遂来成都中医药大学附属医院艾儒棣教授门诊就诊。刻下症见面部棕褐色斑，斑点较深，面积较大，融合成片，形状不规则，境界较清楚，伴烦躁、失眠，自患病以来二便正常、精神尚可，舌暗红、有瘀点，苔黄腻，脉弦。

中医诊断：黧黑斑。

中医辨证：肝肾亏虚，血虚夹瘀。

西医诊断：黄褐斑。

治法：补益气血，滋养肝肾，活血化瘀。

处方：艾儒棣教授自拟方加减。

南沙参30g，制何首乌30g，黄芪30g，当归20g，川芎15g，白芍20g，益母草15g，菟丝子15g，泽泻15g，女贞子30g，旱莲草15g，冬瓜仁30g，地肤子30g，茯神30g，甘草6g。共7剂。

煎服法：将上药1剂入砂罐，取生水800mL，中火煎煮约15分钟，共煎3次，每次取汁约100mL，每日1剂，分3次饭后半小时温服，每次100mL。

嘱其调整情绪，保持心情舒畅，避免日晒，睡眠充足，忌食辛辣厚味之品。

二诊（2015年2月15日）：患者服用前方7剂后烦躁、失眠症状改善，月经色红、无血块，黄褐斑无明显变化。继用原方去益母草、茯神，共14剂，煎服法及调护同前。

三诊（2015年3月2日）：患者服用前方14剂后斑片颜色逐渐变淡，继续守方加减治疗，煎服法及调护同前。

服药2个月后，面部斑片颜色消退，随访未复发。

按语：黄褐斑属于中医学"黧黑斑"的范畴，好发于中青年女性，皮损常对称分布于颧部及颊部，为大小不一，边缘清楚的黄褐色或深褐色斑片。《外科正宗》载"黧黑斑者，水亏不能制火，血弱不能华肉，以致火燥，结成黑斑，色枯不泽"，指出黄褐斑是由气血不足，肾阴亏虚不能制火，肾水不能上承，以致火燥而结成黑斑。《诸病源候论》亦载"面黑皯，或脏腑有痰饮，或皮肤受风邪，皆令气血不调，致生黑皯"。以上中医古籍中的描述表明中医学认为气血凝滞、肝肾阴虚等是导致黄褐斑的常见原因。艾儒棣教授认为此病以虚为本，以瘀为标，与肝、脾、肾三脏关系密切。肝郁、脾虚、肾虚是发病之因，气机不畅，气血瘀滞，不能润泽面部肌肤，则形成黄褐斑。

艾儒棣教授针对本病案患者的病因病机，提出滋补肝肾、益气养血、活血化瘀为主的治疗方法，以圣愈汤为基础，加菟丝子、泽泻而成化斑汤，圣愈汤中熟地黄过于滋腻，有碍脾胃的运化，故以制何首乌代之。艾儒棣教授自拟化斑汤基本方药如下：南沙参30g，制何首乌30g，黄芪30g，当归20g，川芎10g，白芍20g，菟丝子15g，泽泻15g。化斑汤方中用黄芪、南沙参补脾肺之气，以资气血生化之源；当归补血养血、行血调血；制何首乌补肝肾，益精血，且不寒、不燥、不腻；白芍养血益阴；川芎辛散温通，活血行气，与黄芪、当归相配，使气血足而血瘀化，祛瘀而不伤正，与当归、制何首乌、白芍相配共同发挥补血调血的作用；菟丝子温阳化气行水，且具宣通、辛润之功，促使已经形成的瘀血得化；泽泻利湿而泄肾浊，与菟丝子相配，增温阳化气行水之功。临床使用时根据不同的兼症加减。

九、艾儒棣教授治疗水肿案（狼疮性肾炎）

林某，女，17岁，学生，2014年6月16日初诊。

主诉：反复面色苍白、浮肿伴双下肢水肿5年，加重半年。

患者籍贯是四川省成都市，居住在四川省成都市，5年前在四川大学华西医院确诊为狼疮性肾炎，2010年病情加重并在当地医院住院治疗。口服泼尼松，每天60mg；环磷酰胺冲击治疗，每次0.4g，2周1次，共7次。当时患者胸腔和腹腔积液较为严重，腹胀如鼓，治疗后病情亦时轻时重，间断进行多次治疗。为求进一步治疗，遂来成都中医药大学附属医院艾儒棣教授门诊就诊。刻下症见面色苍白、浮肿，气短无力，双下肢水肿，纳差，大便稀溏，舌淡白、胖嫩，苔薄白，脉沉细。尿液检查示尿蛋白（++++），红细胞（++），白细胞 2.536×10^9/L，白蛋白 10.2g/L，血红蛋白 75g/L，尿量 1000mL/24h，24h 尿蛋白定量 6.62g。

中医诊断：水肿。

中医辨证：脾肾阳虚，水湿泛滥。

西医诊断：狼疮性肾炎。

治法：温补脾肾，利水消肿，固肾涩精。

处方：肾气丸合真武汤加减。

肉桂粉 2g（冲服），制附片 15g（先煎 30 分钟），山药 30g，茯苓 30g，大蓟 30g，小蓟 30g，金樱子 30g，泽泻 15g，人参 15g，白芍 15g，琥珀末 15g，牡丹皮 12g，山茱萸 10g，牵牛子 2g，生姜皮 1 块。共 3 剂。

煎服法：取生水 800mL，先煎制附片 30 分钟，余药入砂罐，中火煎煮约 15 分钟，共煎 3 次，每次取汁约 100mL，每日 1 剂，分 3 次饭后半小时温服，每次 100mL。

嘱其忌食辛辣厚味之品，避风寒，慎起居，调情志。

二诊（2014 年 6 月 20 日）：患者服用前方后复查尿蛋白（+++），下肢水肿稍减，余症同上。药已中病，效不更方，守前方加黄精 30g、椒目 10g，再进 7 剂，煎服法和调护同前。

三诊（2014 年 6 月 28 日）：患者服用前方后下肢水肿明显减轻，腹水也有所缓减，稍感腹胀、纳差，精神稍好。前方去制附片、牵牛子，加陈皮 15g 以理气健脾消胀，共 15 剂。

四诊（2014 年 7 月 14 日）：患者服用前方后腹胀明显减轻，脚微肿，精神佳，余症同上。应加强扶正的力量，温阳健脾，同时兼顾利水消肿。

处方：山药 30g，鸡血藤 30g，茯苓 15g，泽泻 15g，冬葵子 15g，生黄芪 15g，人参 10g，白蔻仁 10g，山茱萸 10g，白术 8g，姜皮 1 块，肉桂粉（冲服）2g，牵牛子 2g。3 剂，水煎服。

患者连续服用本方加减 1 个月以后，24h 尿蛋白定量降至 1.62g，尿红细胞消失，虽然还有腹胀，但已能下床轻微活动。患者服药 2 个月后，胸腔和腹腔积液基本消失，尿量增至 1400～1500mL/24h，尿常规示尿蛋白（＋），生活自理，可自行走上 5 楼。至今仍在继续治疗之中，症状控制良好。

按语：狼疮性肾炎是系统性红斑狼疮较常见、较严重的并发症之一，主要临床表现为肾炎或肾病综合征，肾炎时尿沉渣中出现红细胞、尿蛋白和管型；肾病综合征时，出现全身水肿，大量尿蛋白，低蛋白血症，早期肾功能正常，后期可进展为尿毒症和发生高血压。中医文献中无本病名的记载，根据其症状与"阴阳毒""水肿""虚劳"等病名对应。狼疮性肾炎随疾病发展分为热毒炽盛证、肾阴亏损证、气阴两虚证、脾肾阳虚证，而脾肾阳虚证多见于疾病的中晚期。《素问》中以"阳气者，若天与日，失其所，则折寿而不彰，故天运当以日光明"，强调了阳气对人体有至关重要的作用。肾为先天之本，调节人体一身之阴阳平衡，封藏精，主水纳气，司二便。《素问》载"肾者主水，受五脏六腑之精而藏之"；"肾者水脏，主津液"。肾阳亏虚则封藏无力，摄纳失司，精微物质下泄而成蛋白漏下，损耗五脏精气，精越漏则肾越虚，病越重；肾阳虚衰而气化不足，则头面身肿，夜尿频多，重则胸腔和腹腔积液，下肢水肿皮亮欲破，举步维艰；肾阳虚衰而失于温煦，则畏寒肢冷，面色白，腰膝酸软冷痛；二便失司，秽浊毒物泄下受阻，外犯扰神，可见面部红斑、四肢发斑疼痛、神昏智减；淤积体内，蕴久成毒，侵犯五脏六腑，致脏腑阴阳失衡，可见心悸、咳嗽、呕吐、腹泻。

治疗狼疮性肾炎的核心是保护脏器功能，延长患者生命，提高患者生存质量。艾儒棣教授通过多年临床观察与研究，运用温肾健脾法治疗脾肾阳虚型狼疮性肾炎，取得满意疗效。艾教授认为狼疮性肾炎的主要病因病机是患者先天禀赋不足，肝肾亏虚，或七情过极，劳累过度，误诊误治，导致阴阳失调、气血失和，邪毒化火妄行。外发肌表则关节肿痛，面部及四肢红斑；内攻脏腑，轻则咳嗽、心悸，重则高热、腰痛、水肿、尿血。狼疮性肾炎系本虚标实、虚实夹杂的复杂性、难治性疾病，辨证分为多种证型，以脾肾阳虚证较为常见。

脾为后天之本，气血生化之源，主运化水谷精微，升清统血，为气机升降之枢。若脾气虚弱，脾阳不足，升清乏力，统摄无权，也可导致精微物质下泄而成蛋白尿、血尿、肌肤发斑；若脾阳亏虚，失于运化，土不制水，水湿停滞，甚者水湿泛滥浸及四肢发为水肿；脾为气血生化之源，脾气虚弱，失于运化水谷精微则便溏、食少纳差或完谷不化，化源不足则面白体虚乏力，病情难以恢复。

肾气丸出自《金匮要略》，主"虚劳腰痛，少腹拘急，小便不利者"，其意不在补火，而在阴中求阳，少火生气，益火之源，微生肾气，补阴之虚以生阳气，助阳之弱以化水，使肾阳振奋，封藏有权，气化摄纳复常，则蛋白尿、血尿、水肿、腰痛、咳嗽、心悸诸症自除。真武汤出自《伤寒论》，主"少阴病，二三日不已，至四五日，腹痛，小便不利，四肢沉重疼痛，自下利者，此为有水气。其人或咳，或小便利，或下利，或呕者"，方中用附子、白术、白芍三白者，以其燥能制水，淡能伐肾邪而利水，酸能泄肝木以疏水故也。两方一者温补肾阳，一者健脾利水，紧贴病机，相辅相成，共筑温补肾阳、健脾利水之功。使肾脾两脏功能恢复，先天、后天之本得以巩固，方可摄精排毒、利水消肿、温煦运化、升清降浊，延长患者生命，提高其生存质量。

　　脾肾阳虚证多见于狼疮性肾炎的慢性期，症见面色㿠白，身肿肢冷，食少便溏，夜尿频多，舌淡胖，脉濡细。根据病机，以温补肾阳、健脾利水为治法，选用肾气丸合真武汤加减治疗。中医临床诊治最重辨证论治，可根据患者个体情况的不同，选择加减以下药物：兼有气血两虚者，加生黄芪 60～100g、鸡血藤 40～60g；兼有纳差腹胀者，加鸡内金、白蔻仁各 20g 和陈皮 15g 以理气健脾消胀；兼有胸腔积液者，加葶苈子 10g、白芥子 15g、莱菔子 30 以行气利水；兼有腹腔积液、身肿者，加大腹皮 15g、椒目 15g、生姜皮 15g、牵牛子 3g、益母草 60g、黄精 20g 以温阳利水消肿；兼有尿血者，加仙鹤草 30g、藕节 30g、白茅根 30g 以止血；兼有腰膝酸软者，加杜仲 20g、怀牛膝 30g、续断 30g 以温阳益肾；易外感者，加生黄芪 30g、防风 10g 以益气固表；24 小时尿蛋白定量大于 2.5g 者，加枳实 15g、金樱子 30g、莲须 30g 以分清泄浊；尿素氮、肌酐升高者，加六月雪 30g、鸭跖草 30g、萹草 30g 以清热解毒利尿。

十、艾儒棣教授治疗皮痹案（局限性硬皮病）

王某，女，42 岁，职员，2014 年 9 月 14 日初诊。
主诉：双手及前臂皮肤暗红、僵硬 1 年。

患者籍贯是重庆市，于 2013 年 2 月在某医院确诊为硬皮病，在外院诊治无效，遂来成都中医药大学附属医院艾儒棣教授门诊就诊。刻下症见左胸、双前臂数块大小不等的暗红色斑片，皮肤纹理消失，弹性下降，硬肿压痛，自觉瘙痒及紧绷感，舌红，苔薄黄腻，脉弦滑。实验室检查无异常，ENA 多肽抗体谱阴性，病理检查示真皮胶原纤维增生、肿胀。

中医诊断：皮痹。

中医辨证：肺虚夹邪，瘀毒阻络。

西医诊断：局限性硬皮病。

治法：宣肺开窍，益气固表，化瘀通络。

处方：玉屏风散合桃红四物汤加减。

生黄芪 40g，丹参 30g，浙贝母 30g，玄参 20g，牡蛎 20g，生地黄 20g，白芍 20g，白术 15g，当归 15g，土鳖虫 15g，乌梢蛇 15g，防风 10g，麻黄 10g，桃仁 10g，红花 10g，川芎 6g，甘草 6g。共 20 剂。

煎服法：将上药 1 剂入砂罐，取生水 800mL，中火煎煮约 15 分钟，共煎 3 次，每次取汁约 100mL，每日 1 剂，分 3 次饭后半小时温服，每次 100mL。

嘱患者每日研末冲服 1 条小白花蛇，以加强软坚散结之功。

嘱其忌食辛辣厚味之品，避风寒，慎起居，调情志。

二诊（2014 年 10 月 8 日）：患者服前方 20 剂后皮损明显变软，肌肉紧绷感降低，色素亦减，治疗有效，继用前方加蜈蚣 1 条、水蛭 10g 以入络搜邪，加鹿角霜 10g 以温补肾阳。20 剂，煎服法及调护同前。

患有药尽复诊，皮肤红肿消退，紧绷感消失，皮肤纹理完全恢复。随访至今，病情较稳定，无复发倾向。

按语：硬皮病是一种以皮肤及内脏器官结缔组织的纤维化或硬化为特征的结缔组织疾病，本病以女性多见，病程长，病情复杂，且近年来发病率有增高的趋势，引起了医学界的重视。西医学病因与发病机制目前尚不清楚，治疗的药物及方法很多，但疗效欠佳。艾儒棣教授在中医药治疗皮肤病方面的经验颇丰，遣方用药颇有独到之处，临床灵活运用中医辨证施治，在硬皮病治疗方面取得了可喜的疗效。艾儒棣教授治疗硬皮病的经验如下。

1. 病位在肺，其本在肾，瘀毒为标

硬皮病属于中医学"痹证"的范畴，中医学对此病的认识由来已久，早在《素问》中已有相关论述，"风寒湿三气杂至，合而为痹也"，指出了本病的外因为外感风寒湿。硬皮病的内因为先天禀赋不足，后天失调，劳欲过度，或情志刺激，或疾病失治、误治，或病后失养，导致脏腑内伤，积虚成损。《诸病源候论》载"痹者，风寒湿三气杂至，合而成痹……由人体虚，腠理开，故受风邪也"，强调卫外不固、腠理不密是发病的基础。肺虚失其宣发，子盗母气，脾虚水泛，痰浊、瘀血等病理产物产生。病久"穷必及肾"，肾为水火之宅，一身阴阳之本，肾阳不足，推动无力，二者互为因果，形成恶性循环，从而使病情缠绵不愈。艾教授继承先贤理论并结合自己多年临床经验，认为本病主要是因体虚感邪，瘀毒阻络。病位在肺，其本在肾，瘀毒为标。本病的发生与肺、脾、肾三脏的关系较为密切。病先起于肺，但又损及脾和肾，早中期以肺或肺脾为主，中晚期以肺肾、脾肾为主，然而在整个病程中，肺在其中起着重要的作用。

2. 病分三期，紧扣病机，分期论治

艾教授治疗本病以扶正祛邪，调整机体失衡之阴阳，重建平衡为主。主张病分三期，紧扣病机，分期论治。水肿期是因体虚不固，因虚致实，治疗应虚实兼顾，驱邪不忘固本；硬化期则以邪实为主，应祛邪兼扶正；萎缩期虚邪相杂，则应扶正兼祛邪。艾教授还强调治当辨明虚实主次，务必始终以"虚"为本，以"瘀毒"为标，把"活血脉"贯穿于治疗的全过程。艾教授提出开肺窍、活血脉、通腠理为要，重用补气，坚持温阳，善用虫类药物的方法，临床取得了较好的疗效。

（1）水肿期　水肿期临床表现为皮肤苍白、厥冷、浮肿，自觉瘙痒及紧绷感，其中以雷诺现象为其特征性表现，舌红，苔薄白或薄黄腻，脉弦滑或浮紧。辨证为肺虚夹邪，治以宣肺开窍、益气固表、化瘀通络，方选玉屏风散合桃红四物汤，加麻黄10g开肺窍以加强发汗散寒、行水消肿之功。

（2）硬化期　硬化期临床表现为肿胀处逐渐变硬，灰黄色似蜡样，弹性减弱或消失，用手不能捏起皱褶，感觉迟钝或消失，舌质紫暗或有瘀斑，脉细涩。辨证为血瘀阻络，治以活血化瘀、通经活络，方选桃红四物汤，加蜈蚣1条、水蛭10g、土鳖虫15g以加强活血化瘀通络之功。

（3）萎缩期　萎缩期皮肤、皮下组织、肌肉均可萎缩，甚至皮肤直接贴于骨面，僵如皮革，伴形寒肢冷，面色苍白，舌质淡，舌体胖，脉弦细。辨证为脾肾阳虚，治以温补肾阳、和营通络，方选二仙汤合桃红四物汤，加制附片20g、制草乌10g、制川乌10g以加强温阳通络之功。

3. 艾儒棣教授治疗硬皮病的特点

（1）开肺窍为要　艾教授认为本病病源主要责之于肺，因肺主治节，通过其宣发肃降，输布津液，通调水道而发挥其治节功能。若肺气失宣肃，则脾升清泌浊功能受限，健运失司，导致肺脾两虚，通调水道功能减退，就可发生水液停聚而生痰、成饮，甚则水泛为肿。脾失健运，水液不得输布，湿聚成痰，痰阻血运，脉道涩滞则致血瘀，久则痰瘀互结，遂成本病。因此，运用开肺窍法治疗硬皮病是切中其病机的。又肺主皮毛，麻黄乃肺经专药，能开腠理、通毛窍，艾教授常用麻黄以加强疗效。但麻黄为辛温解表峻剂，发散之力颇强，治疗时应注意用量，一般用 10g 即可。

（2）活血贯穿始终　瘀血不仅是本病的病理产物，也是其主要病机之一。本病三期的发展过程中，瘀血无时无刻不在形成，且瘀血是本病导致机体功能障碍的重要原因，故治疗本病贵在早活血，且必须贯穿疾病全程。

（3）温肾阳有方　艾教授认为，硬皮病的形成本于肾阳虚，尤其是后期，"阳虚致瘀"已成为此病的关键病机，故治疗上必须加大温阳的力度方可取效。艾教授常用制附片、制川乌、制草乌等大补元阳，推动血行以加强活血化瘀之功。初、中期善用桂枝、韭菜子、淫羊藿等温阳通络。艾教授治疗本病对鹿角霜一药尤为推崇，认为此药既可温补下元，补阴中之阳，又可活血散瘀，具有推陈出新、畅通血脉之功，故患者各期均可使用。

（4）重用生黄芪为妙　黄芪生用走表，具有助卫气、固皮表、消水肿之功。《血证论》载"使气不为血之病，而为血之用"也，古人亦有"气为血之帅""治血先行气"之说，故善治血者，必先行气，气行则血行，气滞必血瘀。艾教授重用生黄芪量达

80～100g，借此推动血行，使瘀行、厥除、疽疗，起到"流水不腐，户枢不蠹"的作用。此外，现代药理研究证实，黄芪还有类激素样的作用和增强机体免疫功能的作用，由此可减少激素用量，甚至不用激素，以减少或避免其造成的毒副反应。

（5）巧用虫类通络药　艾教授推崇古人"血病络治"的方法，认为血瘀之为病，气血呆钝，瘀血痰浊，阻于经隧，草木不能建功，必借虫药直达病所，入络搜邪。取虫药之毒以攻其毒，借虫性之散入络搜邪，使"血无凝著，气可宣通"。同时指出，使用峻烈虫药（如水蛭、虻虫、蜈蚣）时，需同时重用补气血之品（如黄芪、当归等），以免耗伤正气。

本病案患者的硬皮病处于水肿期，证属肺虚夹邪、瘀毒阻络，治宜宣肺开窍、益气固表、化瘀通络，选用玉屏风散合桃红四物汤加减治疗，病情得到控制。

十一、陈学忠教授治疗久喑案（慢性喉炎）

郭某，女，22岁，学生，2012年12月22日初诊。

主诉：声音嘶哑半年。

患者居住在四川省成都市四道街。半年前患者不慎受寒，加之发声不当出现声音嘶哑。喉镜检查示声带水肿，呈暗红色。曾在外院进行中西药口服及超声雾化吸入治疗不效，痛苦难忍，求治于陈学忠教授处。刻下症见声嘶近绝，谈话费力，伴轻微咳嗽，无痰，食少，咽红，舌红，少苔，脉细而弱。查体示咽部色略暗血，扁桃体不大。

中医诊断：久喑。

中医辨证：气阴不足，邪气闭阻。

西医诊断：慢性喉炎。

治法：养阴清润，活血开音。

处方："开音汤"加减。

麻黄 6g，细辛 4g，诃子 20g，黄芪 30g，桔梗、蝉蜕、黄芩、木蝴蝶各 12g，瓜蒌皮、赤芍、麦冬、牡丹皮、玄参、生地黄各 15g，红花 10g，山药 25g，甘草 6g。共 6 剂。

煎服法：将上药 1 剂入砂罐，取生水 800mL，浸泡半小时，大火煮沸，中火煎煮约 10 分钟，共煎 3 次，每次取汁约 100mL，每日 1 剂，分 3 次服用，每次 100mL。

嘱其禁食辛辣生冷之品。

二诊（2012 年 12 月 28 日）：患者服用前方后声哑明显好转，谈吐自如，声音仍低，舌淡红，脉细弱。继用前方去赤芍，加当归 9g、太子参 30g、山茱萸 15g 以扶正祛邪，共 3 剂，煎服法同前。

半年后患者因头昏就诊，声音如常，咽部无不适。

按语：喉喑是呼吸系统常见疾病之一，以说话费力，声音不扬，甚至嘶哑为主要表现。陈教授临床对喉喑治疗颇有见解，疗效颇好。

声音出于肺系，而根于肾，喉喑有外感、内伤之异。暴喑多实，有风寒、风热之分，治宜宣肺透邪为主；久喑多虚，有阴虚肺燥、络脉瘀阻之别，治宜养阴清润、活血开音。叶天士概括为"金实则无声，金破亦无声"。若喉喑久治不效，延误病期，病益加重，致阴亏津少而喉失滋润，声门开合不利，久喑不愈。

本病案患者半年前感寒，误治迁延，致肺气郁闭，宣降失常，气化不利。又少阴经脉循咽喉，久病入络，络脉受阻，滞而不通而致本病。治宜养阴清润、化瘀活血开音为法，扶正祛邪，攻补兼施。方中用麻黄、细辛、诃子与红花、赤芍、牡丹皮、生地黄配伍以活血开音；玄参、麦冬、黄芩养阴清肺润肺；瓜蒌皮、木蝴蝶、桔梗、蝉蜕利咽开音；久病多虚多瘀，故用山药、黄芪、甘草扶正补虚，以祛邪外出，增强开音之效。合而成方，使气津充足，喉之滋润有度，声门开合正常，则诸症自解。

十二、陈学忠教授治疗胸痹案（冠心病心绞痛）

朱某，女，58 岁，退休职员，2012 年 11 月 10 日初诊。

主诉：发作性胸骨后闷痛 3 年，加重 7 天。

患者居住在四川省成都市盐道街，3 年前因工作压力大，经常出现心前区疼痛、胸闷、心慌、气短，近 1 周上述症状加重，夜间心前区痛甚，伴头晕，神疲乏力，间断外院使用西药治疗（具体用药不详）效不佳，今至陈学忠教授处就诊。刻下症见心胸疼痛如刺、痛有定处，伴有胸闷气短，心中动悸，腰背酸痛，耳鸣，倦怠乏力，神疲懒言，睡眠差、多梦易醒，纳可，夜尿多，大便调，口唇发绀，舌瘀暗，舌下瘀筋，苔白，脉沉涩。心电图示窦性心律，以 R 波为主导联，T 波低平、倒置。心脏彩超示左室舒张功能减低。

中医诊断：胸痹。

中医辨证：心肾亏虚，血络瘀阻。

西医诊断：冠心病心绞痛。

治法：补肾益气，化瘀通络。

处方：冠心康汤加减。

太子参 30g，淫羊藿 30g，黄芪 30g，麦冬 20g，五味子 12g，桂枝 12g，川芎 15g，丹参 30g，红花 10g，赤芍 10g，当归 10g。共 7 剂。

煎服法：将上药 1 剂入砂罐，取生水 800mL，浸泡半小时，大火煮沸，中火煎煮约 12 分钟，共煎 3 次，每次取汁约 100mL，每日 1 剂，分 3 次服用，每次 100mL。

嘱其忌食辛辣厚味之品，避风寒，慎起居，调情志。

二诊（2012 年 11 月 18 日）：患者服用前方 7 剂后，自觉胸闷痛、心悸减轻，但易觉压抑，容易受外界影响而焦虑，多梦，纳可，二便调，舌边尖齿痕，舌暗淡，苔薄白，脉沉细。治疗有效，辨治同前，继用前方加柴胡 15g、生龙骨 30g、生牡蛎 30g 以疏肝理气、镇静安神。7 剂，煎服法及调护同前。

三诊（2012 年 11 月 16 日）：患者服用前方 7 剂后，胸闷痛及心悸症状缓解，情绪较稳定，倦怠乏力、神疲懒言、眠差、多梦易醒、夜尿多诸症明显减轻，纳可，二便可，舌略暗红，边尖齿痕较前小，苔薄白，脉细。复查心电图示窦性心律，以 R 波为主导联，T 波低平、无倒置。治疗有效，辨治同前，继用前方 7 剂，煎服法同前。给予参芪冠心片（医院制剂）补肾益气、化瘀通络以善后。

3 个月后电话随访，患者间断服参芪冠心片治疗，无明显胸闷痛及心悸症状。

按语：胸痹是由于正气亏虚，饮食失调、情志失节、寒邪内侵等所引起的痰浊、瘀血、气滞、寒凝痹阻心脉，导致的以膻中或左胸部发作性憋闷、疼痛为主要临床表现的一种病证。本病是威胁中老年人生命健康的重要心系病证之一。随着现代社会生活方式及饮食结构的改变，其发病率有逐渐增加的趋势，因而本病越来越引起人们的重视。

　　"胸痹"病名首见于《黄帝内经》，书中对本病的病因、一般症状及真心痛的表现均有记载。《素问》载"心病者，胸中痛，胁支满，胁下痛，膺背肩胛间痛，两臂内痛"，《灵枢经》载"真心痛，手足清至节，心痛甚，旦发夕死，夕发旦死"。《时方歌括》用丹参饮活血行气治疗心腹诸痛，《医林改错》用血府逐瘀汤活血化瘀通络治胸痹心痛等，均有较好疗效。

　　胸痹的病机关键在于外感或内伤引起的心脉痹阻，其病位在心，但与肝、脾、肾三脏功能的失调有密切的关系。其病性有虚实两方面，多为本虚标实、虚实夹杂，虚者多见气虚、阳虚、阴虚、血虚，尤以气虚、阳虚多见；实者不外乎气滞、寒凝、痰浊、血瘀，并可交互为患，其中又以血瘀、痰浊多见。但虚实两方面均以心脉痹阻不畅、不通则痛为病机关键。发作期以标实表现为主，血瘀、痰浊较为突出；缓解期主要为心、脾、肾气血阴阳之亏虚。陈教授在长期的临床实践中发现，中老年冠心病患者普遍存在"腰背酸痛、耳鸣、发脱、齿摆、性功能减退、舌瘀暗"等肾虚挟瘀的症状及体征，一些患者在长期服用单纯的活血化瘀制剂（如复方丹参片）后，血瘀症状可以得到一定改善，但肾虚症状未能解除反而加重。因此，陈教授在总结经验的基础上，进一步创新与发展研究思路和方法，临床上治疗本病"补肾"与"活血化瘀"并用，疗效更为明显。本病的治疗原则为急则治其标，缓则治其本，必要时标本兼顾。在急性期，以祛邪为主，通则不痛，待邪去痛减后再补其正气以培其本，做到以补为通，以通为补，通补兼施，行补法而不使其壅塞，施通药而不损其正气。

　　初诊时，本病案患者为急性发作期，胸闷痛、心悸等症状明显，治以补肾益气、化瘀通络为主，选用冠心康汤加减治疗。方中生脉散益气养阴，桂枝温通心阳，淫羊藿补肾，黄芪补气，当归、川芎、丹参、红花、赤芍补血活血，全方共奏补肾益气、化瘀通络之功。二诊时，患者胸闷痛、心悸明显减轻，但易觉压抑，容易受外界影响而焦虑，多梦，故继用冠心康汤加柴胡、龙骨、牡蛎以疏肝理气、镇静安神。三诊时，患者胸闷痛及心悸症状缓解，情绪较稳定，倦怠乏力、神疲懒言、眠差、多梦易醒、夜尿多诸症明显减轻，纳可，二便可，效不更方，故继用二诊方 7 剂以巩固治疗，且给予参芪冠心片（医院制剂）补肾益气、化瘀通络以善后，减少复发。